위암 수술 세계 1위
노성훈 교수와 베스트 위암팀의
위암 완치 설명서

위암 수술 세계 1위
노성훈 교수와 베스트 위암팀의

위암 완치 설명서

펴낸날 초판 1쇄 2009년 11월 30일
개정판 1쇄 2016년 12월 5일 | 개정판 7쇄 2024년 8월 30일

지은이 노성훈

펴낸이 임호준
출판 팀장 정영주
편집 김은정 조유진 김경애
디자인 김지혜 | **마케팅** 길보민 정서진
경영지원 박석호 유태호 신혜지 최단비 김현빈

인물 사진 김지아 | **일러스트** 송진욱
인쇄 (주)웰컴피앤피

펴낸곳 (주)헬스조선 | **발행처** (주)헬스조선 | **출판등록** 제2-4324호 2006년 1월 12일
주소 서울특별시 중구 세종대로 21길 30 | **전화** (02) 724-7664 | **팩스** (02) 722-9339
인스타그램 @vitabooks_official | **포스트** post.naver.com/vita_books | **블로그** blog.naver.com/vita_books

ⓒ 세브란스병원, 2016
사진 ⓒ 세브란스병원, (주)헬스조선

이 책은 저작권법에 따라 보호를 받는 저작물이므로 무단 전재와 무단 복제를 금지하며,
이 책 내용의 전부 또는 일부를 이용하려면 반드시 저작권자와 (주)헬스조선의 서면 동의를 받아야 합니다.
책값은 뒤표지에 있습니다. 잘못된 책은 서점에서 바꾸어 드립니다.

ISBN 979-11-5846-129-4 14540
979-89-933357-20-2(set)

비타북스는 독자 여러분의 책에 대한 아이디어와 원고 투고를 기다리고 있습니다.
책 출간을 원하시는 분은 이메일 vbook@chosun.com으로 간단한 개요와 취지, 연락처 등을 보내주세요.

위암 수술 세계 1위
노성훈 교수와 베스트 위암팀의

위암 완치 설명서

노성훈 지음

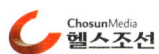

머리말

개정판을 내며

2009년 가을, 갑작스레 위암이라는 진단을 받고 힘들어하는 환자와 보호자들을 보면서 그들에게 조금이라도 도움이 되길 바라는 마음으로 〈위암 완치 설명서〉 초판을 집필하였다. 그동안 많은 환자와 보호자들이 이 책을 통해서 위암에 대한 두려움을 없애고 더 나아가 위암과 싸울 용기를 얻었다는 이야기를 들을 때마다 보람과 기쁨을 느꼈다.

2016년 가을, 조금 늦은 감이 있지만 새롭게 시작하는 마음으로 〈위암 완치 설명서〉를 개정하기로 결정하였다. 개정판에는 그동안 새롭게 변화하고 발전된 위암의 진단 및 치료법에 대한 내용을 충실히 담았고 조금 더 쉬운 용어를 사용해 설명하고자 하였다.

우리나라는 세계적으로도 가장 높은 위암 발생률을 보이는 나라에 속한다. 최근 들어 전체 발생 환자 숫자가 줄어드는 추세지만, 위암은 여전히 우리나라 남자들이 많이 걸리는 암으로, 전체 암 가운데에서는 두 번째로 흔하게 발생한다. 조기에 발견할 경우 완치율이 95% 이상으로 완치가 가능하지만 말기에 이르도록 별다른 증상이 없는 경우도 있어 치료의 적기를 놓치는 환자가 적지 않다. 또한 발견해도 그 치료 과정이 길고 복잡하여 어려움을 겪게 되기도 한다.

위암 치료는 한 번의 수술이나 항암 치료로는 끝나지 않는다. 이는 평생 관심을 가지고 자신을 돌보아야 하는 고된 여정이다. 이 과정 속에서 환자와 주치의는 함께 교감하며 기나긴 여정을 같이 하는 동반자가 된다. 한 단계 한 단계 어려움을 이겨나갈 때마다 환자는 자신의 참모습과 예전에 미처 알지 못한 생명력을 발견하고, 생생한 삶의 기쁨을 느끼고 나누는 여유를 가지기도 한다.

나는 지난 30여 년간 위암을 치료하는 외과의사로 살아왔다. 삶의 중대한 고비 앞에서 무너지지 않고 묵묵히 싸워 이겨낸 수많은 증인들이 지금도 나와 같이 하고 있다. 그들을 보면서 나 또한 끊임없이 더 나은 치료를 위해 노력 중이다. 그러나 아직까지도 환자나 가족의 입장을 100% 이해하지 못할 때가 있고, 때론 어려운 의학용어를 쉬운 단어로 적절하게 설명하는 것에 한계를 느끼기도 한다. 그 때문에 환자와 보호자가 이 책의 모든 내용을 이해할 수 있으리라고는 생각하지 않는다. 다만 이 책을 통해 환자와 가족들이 위암을 조금 더 이해하고 막연한 두려움을 덜어내어 좀 더 담대하게 치료에 임하였으면 하는 바람이다.

위암은 한 가지의 치료법으로 해결할 수 있는 병이 아니다. 여러 전문가가 협업하여 더 나은 진단, 치료, 관리를 함으로써 치료 성적뿐만 아니라 치료 후 환자의 삶의 질을 올릴 수 있다. 이 책의 개정 작업에도 역시 우리 위암센터의 모든 구성원들이 동참해 주었다. 각 전문과의 교수진뿐 아니라 전문 간호사, 코디네이터, 영양사까지 환자들과 마주하며 현재 자신이 하고 있는 일들을 가감 없이 전달하려고 노력하였다.

〈위암 완치 설명서〉를 통해 위암을 극복하고 현재보다 더 나은 삶을 사는 환자와 그 가족들이 되길 소망한다.

2016년 12월
노성훈

차례

머리말_개정판을 내며 4

Chapter 1 인식의 길

나는 왜 위암에 걸렸나 · 12
쌀밥 위주의 식생활 14 | 짜고 매운 음식 14 | 태우거나 훈제한 고기 16
음주와 흡연 17 | 잦은 외식과 회식 문화 18 | 헬리코박터 파이로리 감염 19
식습관 22 | 유전적 요인 22

위는 무슨 일을 할까 · 24
부지런한 소화주머니 25 | 튼튼하고 두터운 소화기관 27
혈색 좋은 건강미인 28 | 최전방의 든든한 창과 방패 28 | 절도를 지키는 문 29
민감한 조기 경보기관 30

위암이란 무엇일까 · 31
암세포의 특징 33 | 위암의 시작 35 | 위암의 성장 36 | 위암의 확산 37

위암에는 어떤 종류가 있나 · 40
위선암 41 | 위림프종 44 | 위장관간질종양 46

주의해야 할 위의 전암 병변들 · 50
만성 위축성 위염 51 | 장상피화생 53 | 위용종 54
위소장문합술에 의한 장화생, 이형성 55

다양한 위암의 진단과 증상 · 56
위암의 진단 57

Chapter 2 치료의 길

위암의 병기 · 72
TNM 분류법 73 | 수술 전 병기 75 | 수술 후 병리학적 병기 77

치료 전 마음 준비 · 78
환자의 마음가짐 78 | 보호자의 마음가짐 82

수술 전 검사와 처치 · 85
과거력 및 가족력 조사 85 | 폐 기능 검사 86 | 심혈관 검사 87 | 간 기능 검사 89
신장 기능 검사 90 | 빈혈과 수혈 91 | 당뇨병과 비만 93

위암 수술 · 94
맞춤 치료 95 | 수술 97 | 내시경적 절제술 111 | 축소수술 116

수술 후 처치 · 122
통증 122 | 활력 징후 124 | I · O(Input · Output) 125 | 비위관과 드레인 126
수술 후 다음날 걸어다니는 환자 130 | 보호자의 역할 131

수술 후 합병증 · 132
수술에 따른 일반적인 합병증 132 | 위암 수술에 따른 합병증 142

항암화학요법 · 150
항암제 치료의 원리 150 | 항암제 치료의 원칙 152 | 항암제의 종류 154
항암제의 부작용 158 | 위암의 항암화학요법 160 | 기타 화학요법 167

방사선요법 · 170
암세포를 죽이는 X-선과 감마선 170 | 방사선 치료의 종류 171
방사선 치료가 널리 시행되지 않는 까닭 172

말기 위암 환자의 치료 · 174
고식적 수술 174 | 완화 치료 178

Chapter 3 돌봄의 길

치료 후 경과 · 182
위암의 예후 182 | 위암의 예후인자 186 | 위암의 재발 188

위암 수술 후 관리 · 196
수술 후 추적검사 196 | 수술 후 식사 198 | 식사할 때 느끼는 다양한 증상들 199
퇴원 후 식사 요령 202 | 음식에 대한 편견과 속설 204 | 수술 후 일상 생활 207

Chapter 4 예방의 길

정기검진 · 212
40세가 되면 무조건 위암 검진을 한다 212 | 위장이 보내는 신호에 귀 기울인다 213
위축성 위염과 장상피화생은 위암으로 발전한다 213

올바른 식습관 · 214
규칙적으로 식사하고 폭식과 야식을 금하라 214
스트레스, 술을 조절하고 금연하라 216 | 치아를 관리하라 219
자연에 가까운 음식으로 영양소를 고루 섭취하라 220
식사 시간을 충분히 갖고 꼭꼭 씹어 먹어라 221

스트레스 관리 · 222
긍정적으로 생각하라 222 | 이해하고 용서하라 223 | 아이처럼 웃어라 225
연인처럼 사랑하라 227 | 취미생활을 즐겨라 228 | 자연을 가까이 하라 229

적절한 운동 · 230
가벼운 운동을 생활화하라 230 | 명상 233 | 등산 234

부록

연세암병원 위암센터_ **5無 수술, 세계 정상 의료팀의 신기록 행진** · 236
연세암병원 위암센터_ **저자 및 베스트 위암팀 소개** · 239

Chapter

01

인식의 길

암을 이기고 싶다면 '완치'라는 목적지를 향한 긴 여행을 떠나기 전, 내가 어떤 상황에 처해 있는지 객관적으로 살피고 정확히 알아야 한다. 감정을 앞세우지 말라. 암세포에는 감정이 없다.

◯ 조기 위암 위내시경 소견서

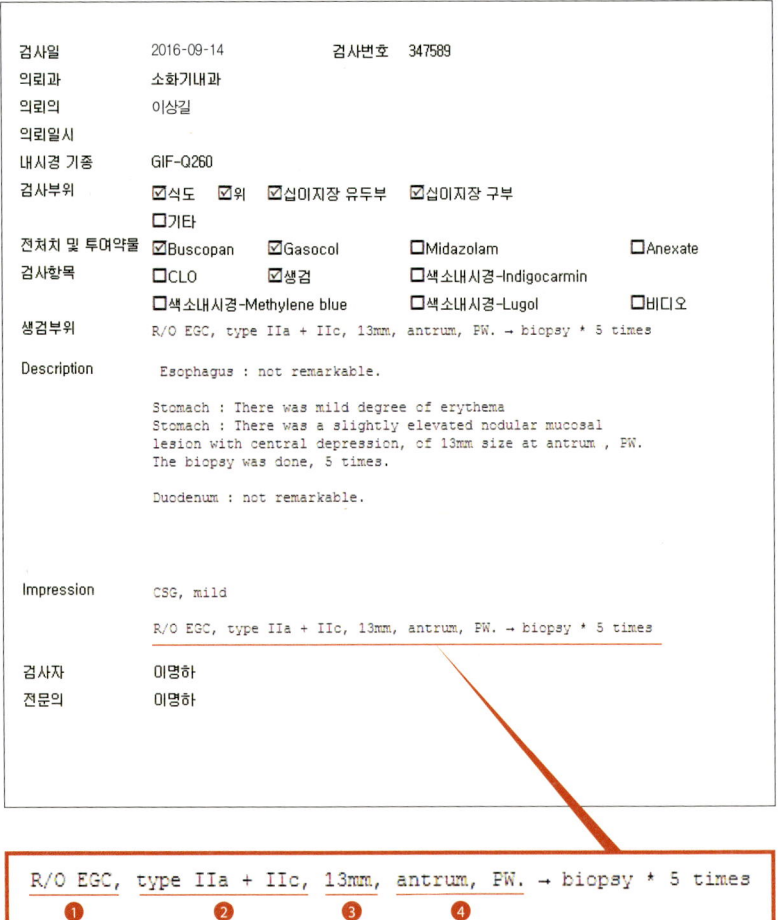

- ❶ 조기 위암이 의심된다.
- ❷ 조기 위암의 육안적 분류를 말하며 Type II는 표면형, IIa는 표면융기형, IIb는 표면평탄형, IIc는 표면함몰형으로 구분한다. 표면융기형은 주위 점막보다 약간 융기한 것으로 융기가 점막층의 2배 이하인 것, 표면평탄형은 융기와 함몰 없이 편평한 것, 표면함몰형은 점막층 내 일부가 함몰하고 함몰된 부분에 암이 존재하는 것이다.
- ❸ 위암의 크기가 13mm라는 뜻이다.
- ❹ 위암의 위치를 말하는데, antrum은 유문(위장의 아랫쪽 문), PW는 뒤쪽 위벽을 의미한다.

○ 진행성 위암 위내시경 소견서

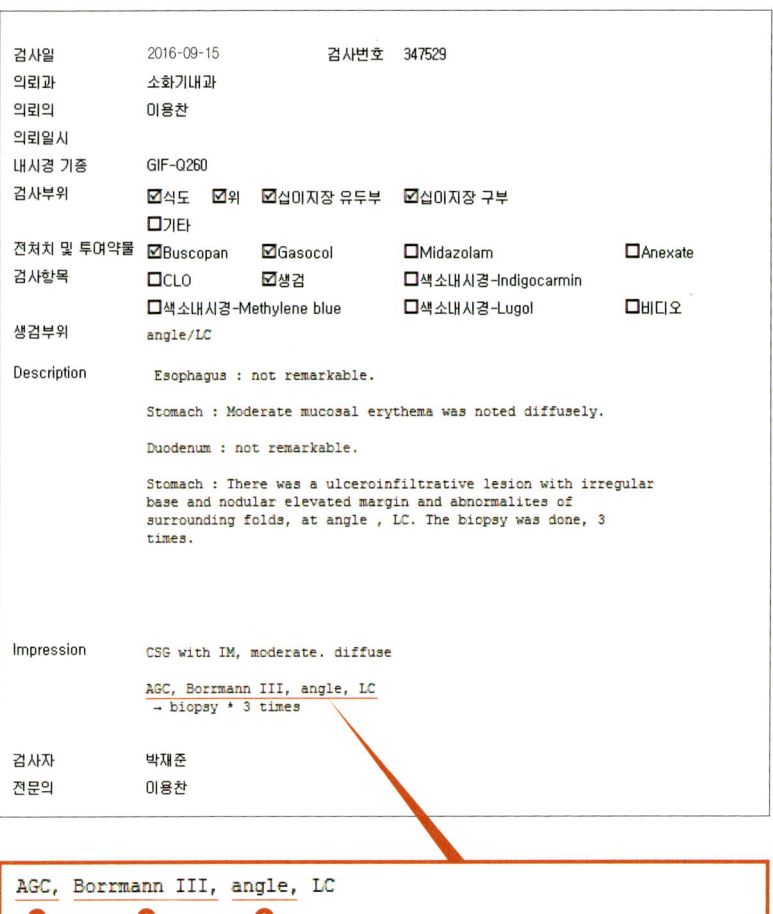

❶ 진행성 위암을 뜻한다.
❷ 조진행성 위암의 육안적 분류를 말한다. 소견서상의 진단은 보만형 중 3형으로 궤양침윤형이며, 암과 정상조직과의 경계가 불분명하고 대체적으로 예후가 썩 좋지 않다.
❸ 암이 위각부에 위치해 있다.

주 : 위내시경 소견서를 받았을 때 가장 핵심은 Impression 부분이다. 암의 진행 상태 및 종류와 크기, 위치를 설명해주기 때문이다. 그래서 그 내용에 대한 설명을 자세히 소개했다.

나는 왜
위암에 걸렸나

최근 인생의 황금기라 할 수 있는 30~40대의 위암 발생률이 증가하고 있다. 젊은 위암 환자들의 경우, 평소 암에 대한 경각심이 적고 증상이 있어도 바쁜 일상에 쫓겨 병원을 늦게 찾는다. 젊은 층에서 발생하는 위암은 노년층에 비해 생물학적으로 더 공격적이며 예후도 좋지 않은 것으로 보고되고 있다. 그렇기 때문에 조기에 발견하여 치료를 하는 것이 매우 중요하다.

위암이라는 진단을 받고 나면 "왜 하필이면 나인가?" 하는 분노와 두려움에 휩싸이는 경우가 많다. 그러나 위암 발생률을 살펴보면 "내가 아닐 이유가 없다"는 생각에 이른다. 위암은 현재 우리나라에서 가장 흔하게 발생하는 질환으로, 공식적인 암 통계를 집계하기 시작한 1983년부터 지금까지 남자 암 발생률 1위를 유지하고 있다. 2013년 성별 주요 암 발생 현황에서 남자의 경우 전체 암 발생자 중 약 18%, 여자의 경우에는 약 9%가 위암 발생자였다. 전체 암 환자 100명 중 13명이 위암인 셈이다.

위암의 발병률은 40대 이후부터 급격히 증가하기 시작해 연령이 증가함에 따라 점차 증가한다. 젊은 위암 환자들의 경우, 평소 암에 대한 경각심이 적고 바쁜 일상에 쫓겨 증상이 있어도 병원을 늦게 찾는다는 문제점이 있다. 또한 젊은 층에서 발생하는 위암은 노년층에 비해 생물학적으로 더 공격적이며 예후도 좋지 않다는 보고가 있다. 그러나 조기에 발견해 수술하면 예후에는 큰 차이가 없으므로 조기에 진단을 받는 것이 매우 중요하다.

20대 역시 위암의 안전지대는 아니다. 이 시기에 발병하는 위암은 남자보다는 여자에게서 1.5배가량 높은 발병률을 보인다. 일반적으로 위암 발병률은 여자보다는 남자에게서 2배 이상 높은 것으로 알려져 있는데, 20대에서 발생하는 위암은 이와 반대인 것이다. 그 이유는 아직 확실히 밝혀지지 않았다. 이렇듯 위암은 소아를 제외한 모든 연령층에서 발생할 수 있다. 위암을 진단받았다면 깊은 슬픔에 빠져 좌절하지 말고 더 나은 삶을 위한 개선의 기회라는 생각으로 치료에 임하는 긍정적이고 적극적인 자세가 필요하다.

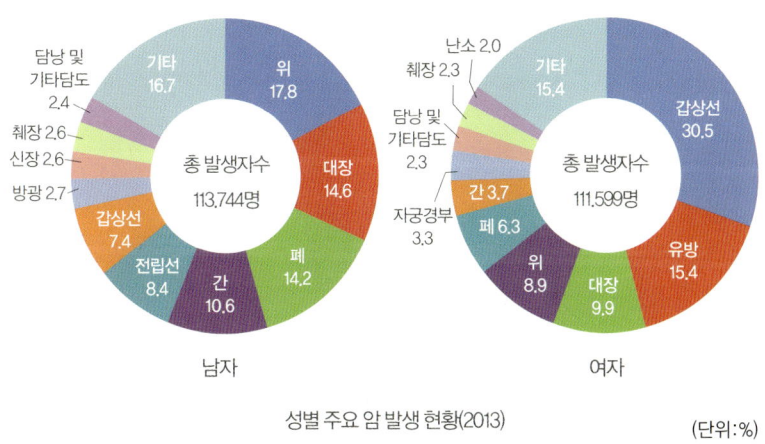

성별 주요 암 발생 현황(2013) (단위:%)

쌀밥 위주의 식생활

지금까지 알려진 위암의 원인은 수십 가지이다. 이는 그중 어느 한 가지도 위암의 확실한 발병 원인이 아니라는 말과 같다. 다만 신빙성 있는 여러 연구 결과에 의하면, 소화기관의 최전선인 위에서 발생하는 위암은 식생활에 큰 영향을 받는다는 것을 알 수 있다.

한국인의 주식은 밥이다. 곡류 위주의 식사를 하는 우리 식생활에서 탄수화물의 섭취는 일일 총 섭취 열량의 80%나 차지한다. 이와 같이 과잉 섭취한 탄수화물 가운데 체내에서 쓰고 남은 부분은 중성지방으로 바뀌어 내장지방으로 쌓이고 좋은 콜레스테롤을 감소시킨다. 특히 문제가 되는 것은 흰쌀밥이다. 백미는 비타민과 무기질 등의 미량영양소가 거의 다 깎여나간 상태의 탄수화물 덩어리이다. 때문에 소화시간이 짧아 식사한 지 얼마 지나지 않아 허기를 느끼고 과식을 하게 된다. 과식을 하면 위에 부담을 줄 뿐만 아니라, 위에 자극을 주는 맵고 짠 반찬이나 국을 많이 먹게 되므로 건강에 악영향을 미친다.

> **TIP 위를 살리는 현미밥**
> 왕겨만 벗겨낸 현미는 씨눈과 쌀겨가 그대로 남아 있어 백미보다 영양소가 20배나 많다. 또한 현미식은 근육과 뼈를 튼튼하게 하고 장과 위를 이롭게 하여 변비와 설사를 그치게 한다.

짜고 매운 음식

소금은 체액 유지 등 인체의 생명 현상 유지에 필수적인 요소이나 지나치면 독이 된다. 소금 자체가 발암물질인 것은 아니지만 과다 섭취 시 위염을 유발하고 위 점막을 손상시켜 발암물질의 작용을 돕는 보조 발암작용을 한다. 소금 섭취량 중 일부는 몸 안에서 아질산염의 형태로 바뀌는데, 아질산염은 단백질과 만나 강력한 발암물질인 니트로소아민을 발생시켜 위암의 원인 물질이 된다.

위암은 우리나라를 포함하여 일본, 칠레, 핀란드, 아일랜드 등 소금에 절인 채소나 생선을 즐겨 먹는 나라에서 발생률이 높다. 이같은 소금 섭취량과 위암 사망률과의 상관관계에 대한 연구 결과가 연이어 보고되고 있어 위암 발생과 소금 과다 섭취의 관계에 대해서는 현재 이견이 없다.

세계보건기구의 하루 소금 섭취 권장량은 5g으로 1/2큰술에 해당하는 양이다. 조리 시 사용하는 진간장은 1큰술, 된장과 고추장은 2+1/2큰술 분량이다. 김치와 젓갈, 찌개를 즐겨 먹는 한국인의 하루 평균 소금 섭취량은 13g으로 세계보건기구에서 권장하는 소금 섭취량의 3배에 이른다.

또한 알싸한 자극으로 입맛을 사로잡는 매운 음식도 위산을 다량 분비하게 만들어 위에 자극을 주고 위염과 위궤양을 유발한다. 고추의 캡사이신, 후추의 피페린, 생강의 진저론, 카레의 커큐민 등 향신료에 들어 있는 매운맛 성분은 소화기관의 운동을 돕는 기능을 하지만 한꺼번에 너무 많이 먹으면 향신료의 매운맛 성분이 위를 상하게 할 수 있다. 마늘과 양파는 항산화·항암 효과를 나타내는 훌륭한 식품이다. 이들은 익히면 매운맛 성분이 상당 부분 제거되므로 가벼운 위장질환이 있는 사람이라면 굽거나 삶아서 먹는 게 좋다. 위장질환자는 평소에 자극을 줄인 싱겁고 순한 식사를 통해 위장을 자극하거나 혹사시키지 않도록 해야 한다.

쌀이나 땅콩, 옥수수 등에서 발생하는 곰팡이독도 위암의 주요 발생 요인이다. 저장 중 습기가 차면 곰팡이가 피기 쉽기 때문에 청결히 관리해야 하며, 이런 식재료를 원료로 한 가공식품을 선택할 때도 주의해야 한다.

태우거나 훈제한 고기

"입에 단 음식이 몸에 쓰다"라는 속담처럼 불에 직접 구운 숯불갈비나 바비큐는 맛은 있지만 발암물질을 다량 포함하고 있다. 국제암연구소에서는 육류나 생선을 높은 온도에서 조리하거나 훈제할 때 생성되는 다환방향족 탄화수소, 헤테로사이클릭아민, N-니트로소화합물 등을 발암성 물질로 분류한다. 이는 위암의 주요 원인 물질들이다. 불에 직접 구워 태우거나 연기를 쐬는 직화구이로 조리한 음식은 연료가 불완전 연소될 때 발생되는 발암물질인 PAH와 벤조피렌을 다량 포함하고 있다. PAH는 자동차 배기가스와 유사하며, 벤조피렌은 담배에 들어 있는 유독물질로써 강력한 발암물질 중 하나이다. 그러므로 육류와 생선을 요리할 때는 되도록 직화구이 대신 삶거나 찌는 방식으로 조리하는 게 좋다.

햄, 소시지 같은 육류 가공식품을 제조할 때는 보존성을 높이고 색을 내기 위해 아질산나트륨 등의 첨가물이 들어간다. 아질산나트륨은 제조과정에서 육류의 단백질에서 나오는 아민, 아미드류와 상호 반응해 발암물질인 N-니트로소화합물로 만들어진다. 이렇게 아질산나트륨이 첨가된 육류 가공식품을 태우거나 훈제하면 각종 발암물질이 수십 배 이상 발생할 수 있다. 또 다양한 가공식품에 첨가된 감미료, 방부제, 향료, 색소 등에는 질산염이 많이 포함되어 있는데, 이것이 위 내에서 발암물질인 아질산염으로 변화한다. 발암물질 가운데 하나인 니트로소아민은 비타민 C에 의해 억제되므로 평소에 신선한 과일과 채소를 충분히 섭취하는 것이 좋다.

한국인은 뜨거운 음식을 먹을 때 식히지 않고 들이키는데 이 또한 고쳐야 할 식습관이다. 대표적인 예로 뜨거운 차를 매일 마시는 중국인들의 경우 식도암 발생률이 높은데, 뜨거운 음식에 만성으로 노출된 식도나 위 점막이 손상되어 암 발생 위험이 증가함을 보여주는 실례라 할 수 있다.

> **TIP** 훈제 요리는 일주일에 한 번만!
> 외국 연구에 의하면 바비큐나 훈제한 음식을 일주일에 2회 이상 먹는 경우 위암의 발생률이 높아진다고 한다. 일본이나 아이슬란드에서 위암의 발생이 많은 원인 중 하나도 탄 음식을 많이 먹기 때문이다.

음주와 흡연

술은 위 건강에 좋지 않다. 특히 빈속에 마시는 술은 위벽에 치명적일 수 있다. 빈속에 술을 마시면 알코올 흡수 속도가 빨라져서 혈중 알코올 농도가 급속하게 상승할 뿐 아니라 위 점막을 자극해 급·만성 위염이나 위출혈을 일으킨다.

소화기암 발생의 최고 위험 인자로 꼽히는 흡연 역시 위장 건강을 위협한다. 흡연자는 비흡연자에 비해 위암 발생률이 2~3배 높다는 보고 결과도 있다. 흡연은 위산의 분비를 증가시키며 췌장에서 나오는 알칼리의 분비를 감소시키고 혈관을 수축시키는 등 궤양 치료를 방해하고 재발시키는 중요한 위험 인자다. 술과 담배는 실과 바늘처럼 함께 하는 경우가 많은데, 술을 마시며 담배를 피울 경우 유해 성분의 흡수가 빨라져 위암 발생 가능성이 높아진다.

이밖에도 석면이나 철을 다루는 직종에서 일하는 근로자는 장기간 작업 환경에 노출되면 위암 발병 위험도가 2~3배 증가한다. 방사선 피폭 또한 위암 발병의 원인이 될 수 있다.

잦은 외식과 회식 문화

과식과 폭식, 자극적인 식사로 이어지는 잦은 외식과 회식 문화도 위암을 일으키는 요인 중 하나이다. 밖에서 사 먹는 음식은 영양보다는 맛에 치중하기 때문에 식자재의 신선도와 위생 상태는 물론 방부제, 식용색소, 조미료 등 첨가물의 종류와 양을 확인할 수 없다.

또 기름진 음식이 많은 회식 자리에는 술이 절대 빠지지 않는데, 이는 위암뿐만 아니라 복부비만, 지방간, 간염, 간암, 당뇨, 고혈압, 고콜레스테롤혈증의 원인이 된다.

잊지 말아야 할 것은 과음한 다음 날 아침에 입맛이 없더라도 반드시 밥을 먹고 출근해야 한다는 것이다. 그마저 힘들면 우유 한 잔이라도 마시고 나오는 습관을 들인다. 그래야 전날 기름진 음식과 술로 피로해진 위를 조금이나마 보호할 수 있다. 위는 적당히 일하고 적당히 쉬어야 한다는 것을 명심하자. 연이은 술자리는 위를 혹사시키는 지름길이다.

헬리코박터 파이로리 감염

세계보건기구(WHO)는 1994년 동물모델 실험 및 역학연구 결과를 바탕으로 헬리코박터 파이로리균을 위암의 원인이 되는 병원체로 공표하였다. 이미 잘 알려진 것처럼 헬리코박터 파이로리균 주는 만성 위염의 주요 원인이며 위암, 소화성 궤양, 변연부 B세포 림프종 등 상부 위장관 질환의 위험을 증가시킨다.

헬리코박터 파이로리균이 발견되기 전에는 사람의 위 속은 강산성이므로 세균이 살 수 없다고 생각되었다. 하지만 호주의 마셜과 워런 박사가 1983년, 사람의 위 점막에서 '헬리코박터 파이로리'라는 세균을 분리·배양해 내면서 위·십이지장 궤양의 중요한 원인으로 등장했다. 이 세균이 위에서도 살 수 있는 것은 요소분해효소를 분비하여 스스로 위산에 대한 방어층을 만들기 때문이다.

> **TIP 헬리코박터 파이로리균**
> 몇 개의 편모를 가지고 있는 나선형 세균이며, 증식 속도가 느리고 움직임이 빠르다. 요소분해효소를 가지고 있는데, 이는 세균이 위장 점막에서 살아가는 데 필수적인 구성 성분이다. 또한 요소분해효소는 헬리코박터균의 유무를 확인하는 데 매우 유용하게 이용된다.

헬리코박터 파이로리균은 오염된 물이나 채소, 키스, 내시경 검사 장비를 통한 병원 감염 등 세 가지 형태로 감염된다. 일단 헬리코박터 파이로리균에 감염되면 위 상피세포로부터 사이토카인을 비롯한 각종 염증 친화성 매개체가 형성되어 면역 반응이 나타나며, 위 점막에 침투한 균이 세포에 손상을 일으켜 점막의 방어 기능을 약화시킨다. 이는 결과적으로 보호 기능보다는 점막 손상의 기전으로 작용한다는 점에서 일반적인 병원균의 감염과 차이를 보인다. 여기에 가스트린의 분비를 자극해 위산 분비액이 증가된다. 결과적으로 위산과 펩신 등의 공격 인자가 지속적으로 작용하여 소화성 궤양을 일으킨다. 또한 점막에 림프조직의 증식으로 림프종이 발생할 수도 있다. 따라서 소화성 궤양이나 점막 연관 림프조직 위 림프종 치료에서 헬리코박터 파이로리균을 박멸하는 치료는 매우 중요한 부분을 차지한다.

헬리코박터 파이로리균이 위암을 일으키는 과정을 살펴보면 다음과 같다. 위염이 만성화되면 위 점막이 얇아지고 주름이 생기는 '위축성 위염'이 되고, 위축된 위 점막을 장 점막의 상피세포가 잠식해 들어가면서 '장상피화생' 단계로 발전한다. 그 다음 위 점막의 표층에 암과 비슷한 세포가 생기는 '이형성증' 단계를 거쳐 위암으로 발전하는 것이다.

우리나라는 헬리코박터 파이로리균 감염률이 비교적 높은 편이었으나 점차 줄고 있다. 헬리코박터 파이로리균 감염자 중 위·십이지장궤양 환자는 균을 박멸하는 항생제를 일정 기간 복용함으로써 궤양 치료뿐만 아니라 위암 발생 위험을 줄일 수 있다. 연세대학교 의과대학과 중앙대학교 의과대학 내과학교실에서 1998년부터 2005년까지 소속 병원 내 성인 건강 검진 수진자 1만553명을 대상으로 조사한 결과, 헬리코박터 파이로리균의 감염률이 1998년에 64.7%에서 2005년 40.0%로 8년 사이에 20% 이상 감소했다.

헬리코박터 파이로리균에 감염된 사람은 대개 만성 위염의 증후를 보인다. 이 중 약 50%에서 위축성 위염이 발생하며, 이 중 약 80%에서 장상피화생이 발생한다. 장상피화생 가운데 20%는 위암 발생이 높은 종류의 장상피화생이 발생하거나 저분화의 이형성이 발생한다. 이 중 10~20%, 전체 감염자의 0.8~1.6%에서 위암이 생긴다. 한 역학조사의 보고에 의하면, 헬리코박터 파이로리균에 감염된 사람이 위암에 걸릴 확률은 1~2%이다.

이처럼 아직까지는 세균 감염 자체가 위암 발병의 독립적인 원인이라고 보기는 어렵고, 음식 등의 환경·유전적 요인이 복합적으로 작용하는 것으로 추정된다. 위암을 일으키는 기전을 이해하기 위해서는 앞으로 더 많은 연구가 이루어져야 하며, 제균 치료가

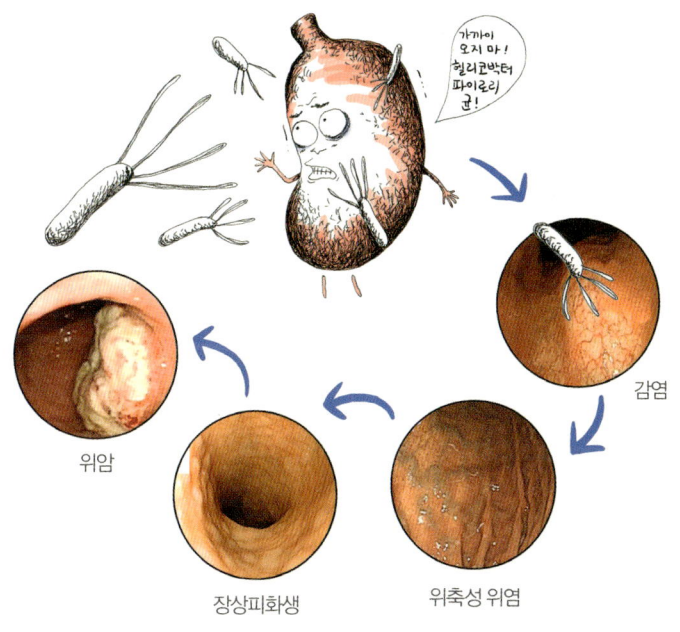

위축성 위염과 위암을 방지할 수 있는지 규명되어야 한다.

식습관

위를 가능한 한 편안하게 만들어주려면 식생활에서 '무엇을 먹느냐'도 중요하지만 더 중요한 것은 '어떻게 먹느냐'이다. 이를 위해 가장 큰 역할을 담당하는 사람은 의사가 아니라 어머니다. 한 사람의 입맛과 식습관은 어머니의 손끝과 교육에서 결정되기 때문이다. 위암 환자들의 가족력을 조사해 보면, 의외로 부모와 형제 중에 위암 환자가 있는 경우가 많다. 이는 유전적 요인도 무시할 수 없지만 몇십 년간 한솥밥을 먹었다는 환경적 요인이 더 크다고 생각한다. 자신의 입맛이 맵고 짜다고 생각되거나 남편 때문에 할 수 없이 자극적인 음식을 만드는 어머니들은 자신과 가족의 건강을 위해 과감히 소금과 간장, 고춧가루의 사용량을 줄여야 한다. 식사 시간이 불규칙하고 급하게 소나기밥을 먹거나 과식하는 습관도 고쳐야 한다. 아이들의 편식이나 폭식 같은 잘못된 식습관은 건강에 막대한 영향을 미치기 때문에 반드시 바로잡아야 한다.

유전적 요인

위암 환자와 가족들이 가장 궁금해하는 것 가운데 하나가 '위암도 유전이 되는가?'이다. 그러나 위암의 발생 원인조차 확실히 밝혀지지 않은 현재로서는 '만약 부모로부터 위암 유전 인자를 물려받았을 경우 대부분은 활성화되지 않은 채 그냥 유전으로만 전해지는데, 외부의 환경적 요인에 의해 그 발현이 촉진되면 위암이 발생할 수도 있다'는 애매한 대답을 듣게 될 것이다.

보고에 따라 차이는 있으나 우리나라 위암 환자 가운데 부모나 형제자매에게 위암의 가족력이 있는 경우는 대략 10% 정도로 알려져 있다. 그러나 이러한 경우를 모두 유전성 위암이라고 말할 수 없다. 그 이유는 유전성 위암의 진단 기준이 다음과 같이 매우 까다로운 세 가지 기준을 모두 충족해야 하기 때문이다. 첫째, 적어도 세 명의 가족에서 위암이 확진되어야 하며 이들 중 한 명은 다른 두 명의 직계가족이어야 한다. 둘째, 적어도 2대에 걸쳐 위암이 발생해야 한다. 셋째, 이들 중 한 명은 45세 이전에 위암 진단을 받아야 한다.

이와 같이 위암이 유전 한 가지 요인에 의해서 발생한다고 단정 짓기는 힘들다. 개인의 여러 가지 식생활, 환경, 생활습관 등에 모두 영향을 받기 때문이다.

위는
무슨 일을 할까

식도와 십이지장 사이에 있는 위는 자루 모양으로 단순하게 생겼다. 하지만 부위에 따라 각각 하는 일이 다르며 위 점막을 현미경으로 들여다보면 약 3,500만 개의 무수히 많은 분비세포들이 보인다. 위는 한 끼 식사를 할 때마다 약 1L의 위액이 분비되고 하루에 최대 5L의 위액을 분비하는 부지런한 소화기관이다.

나는 수술 전에 환자와 그 가족들과의 면담을 통해 수술 방법과 앞으로의 치료 계획에 대한 설명을 하고 질문을 받는다. 위를 모두 절제해야 한다는 설명을 할 때면, 그들의 얼굴에는 근심이 가득 차오른다. 그래서 "위가 없어도 살 수 있습니다!"라고 먼저 안심을 시킨 뒤 면담을 한다. 물론 위의 많은 기능을 고려할 때 가능한 한 위를 많이 남기는 것이 좋다. 그러나 암세포는 그리 너그럽지 않다.

위는 소장과 곧바로 연결되어 있어서 모두 절제를 하게 되면 음식물이 위에 머무르는 기능이 사라진다. 그래서 수술 직후의 환자들은 조금만 먹어도 포만감을 느끼고 음식물이 목에 걸리는 듯한 증상을 보이며 식사량도 많이 줄어든다. 그러나 시간이 지나면 차츰 식사량이 늘어나고 정상적인 생활이 가능하다. 즉, 위는 중요한 소화기관이지만 사람은 위가 없어도 살 수 있다.

부지런한 소화주머니

식도와 십이지장 사이에 있는 위는 자루 모양으로 단순하게 생겼다. 하지만 부위에 따라 각각 하는 일이 다르다. 위 점막을 현미경으로 들여다보면 약 3,500만 개의 무수히 많은 분비세포들이 보인다. 위는 한 끼 식사를 할 때마다 약 1L의 위액이 분비되고 하루에 최대 5L의 위액을 분비하는 부지런한 소화기관이다.

위의 가운데 몸통 부위에 해당하는 위체부에서는 위산이 주로 분비되고, 아래쪽 유문부 근처의 위전정부에서는 가스트린이라는 호르몬이 나와서 위산의 분비를 필요에 따라 적절히 조절한다.

> **TIP 분비세포** 分泌細胞
> 세포 내에서 합성되었거나, 세포 대사의 결과로 생긴 물질을 세포 밖으로 방출하는 역할을 담당하는 세포

이러한 내분비 작용에 이상이 발생할 경우, 흔히 말하는 위산과다에 의한 소화성 궤양이 생긴다. 또한 위체부에서는 내인자라는 물질이 분비되는데, 이는 우리 몸의 필수 비타민 가운데 하나인 비타민 B12의 흡수를 돕는다. 따라서 위를 절제한 환자는 이 비타민이 결핍될 수 있다. 이밖에도 위는 단백질을 분해하는 펩신, 점막을 보호하는 점액 등을 분비하며 아직까지 밝혀지지 않

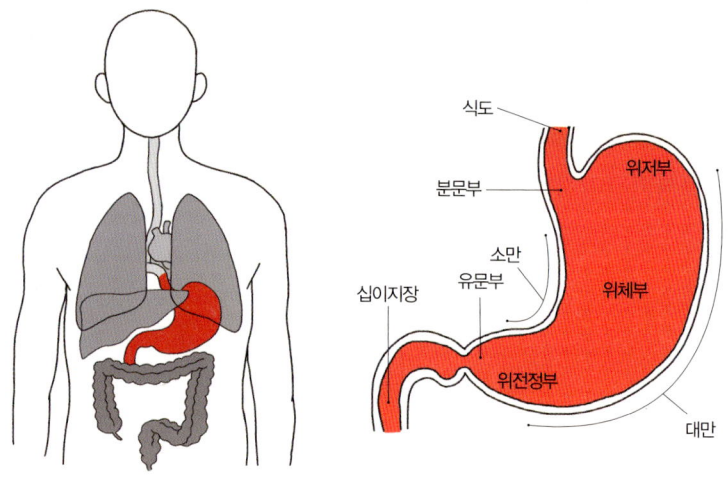

위의 위치와 구조

은 호르몬들의 분비에도 관여할 것으로 예상된다.

위는 교감신경계와 부교감신경계의 지배를 받는데 부교감신경계로는 미주신경이 큰 두 갈래로 식도를 따라 내려오다가 신경가지들을 위에 분포시킨다. 미주신경은 음식이 위로 들어오면 위의 수축 운동을 촉진시키고, 유문부의 괄약근을 이완시켜 음식을 십이지장으로 원활하게 내보낸다. 위의 교감신경계는 부교감신경인 미주신경과 정반대의 기능을 수행하여 위의 운동과 분비작용을 조절해 균형을 이룬다. 저자는 30년 이상을 위암 전문의로 살아왔지만, 아직 위에 대해 모르는 점이 많고 때로는 그 오묘함에 경외감을 느낄 때가 많다.

튼튼하고 두터운 소화기관

식도, 위, 소장, 대장으로 이어지는 소화기관은 속이 빈 파이프처럼 생겨서 이들을 속이 빈 내장이란 뜻의 '공동내장(空洞內臟)'이라고 부른다. 이 중에서 위는 가장 튼튼하고 두터운 장기로 외상이나 장폐색 등으로 인한 파열이나 천공이 드물다. 두꺼운 위의 벽은 크게 4개의 층으로 나뉜다. 안쪽으로부터 점막층, 점막하층, 근육층, 장막층으로 구분되는데, 가장 안쪽에 자리한 점막층은 위액과 점액을 분비한다. 이 점막층은 내시경을 통해 볼 수 있는 부위이기 때문에 내시경 검사를 하면 초기에 위암을 발견할 수 있다. 단, 드물게 근육층에서도 양성 또는 악성의 종양이 발생할 때도 있다.

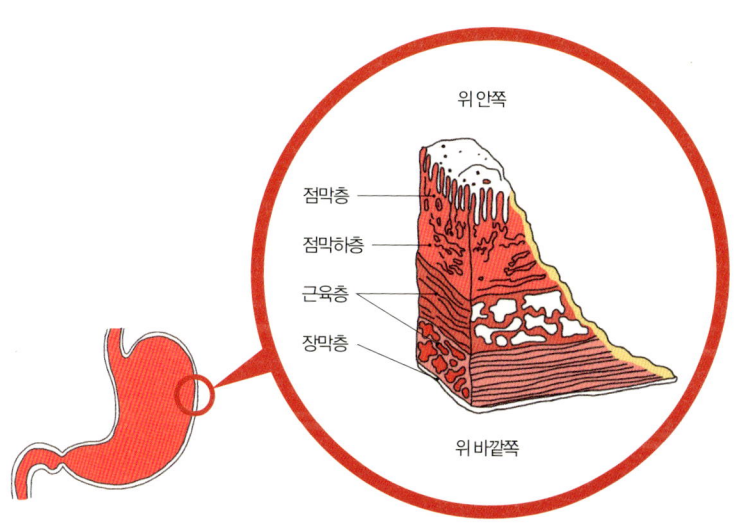

위벽의 구조

혈색 좋은 건강미인

위는 왕성한 혈류량을 자랑하는 장기다. 5개 이상의 동맥으로부터 혈액을 공급받는 장기로서 인체 기관 중 혈류량이 가장 많은 기관 가운데 하나이다. 이렇게 혈액 공급이 풍부하기 때문에 위에 염증이나 궤양이 생기더라도 빠르게 치유되며 위 수술을 한 후에도 상처가 잘 아문다. 또한 식도암 등으로 식도를 적출한 후 식도 대용으로 사용할 수 있다. 목 부위까지 끌어당겨서 남은 식도와 연결할 수 있을 만큼 놀라운 신축성을 보이는데, 이것 또한 풍부한 혈액 공급 덕분이다. 그러나 반대로 위궤양으로 인해 출혈이 발생하면 생명이 위태로울 정도로 대량 출혈을 일으킬 수 있으며, 암이 발생하면 풍부한 혈관이나 림프관을 따라 암의 전이가 잘 일어난다.

최전방의 든든한 창과 방패

위는 소화기관의 최전방에서 우리 몸을 지킨다. 음식물과 함께 들어온 각종 이물질, 세균, 발암물질과 가장 먼저 그리고 오랫동안 접촉하면서 창이 되고 방패가 되어 맞서 싸운다. 위액에는 pH 1~2인 강산성의 위산이 있는데, 이는 세균과 발암물질들을 무력화시키는 창의 역할을 하며, 위 점막은 끈끈한 점액을 분비하여 위벽을 덮어 보호해 줌으로써 탄탄한 방패로서의 소임을 다한다.

하지만 제 아무리 튼튼한 위라도 지속적인 혹사와 공격에는 허

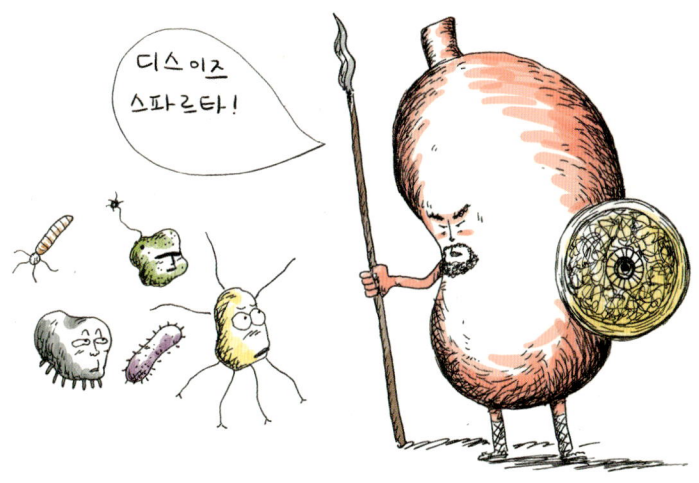

물어질 수밖에 없다. 과음, 과식, 불규칙한 식사, 흡연, 자극적인 음식, 불결한 음식, 스트레스 등의 공격 인자들에 의해 점막 방어벽이 무너지면 암을 비롯한 각종 질병에 시달리게 되는 것이다.

절도를 지키는 문

소화란 우리 몸속에 들어온 음식물의 영양을 가장 적합하게 흡수하기 위한 조화와 균형의 과정이라고 할 수 있다. 위는 연동운동을 통해 음식물을 소화하는데, 이때 2개의 괄약근이 문 역할을 한다.

하나는 식도에서 위로 넘어가는 분문부이며, 다른 하나는 위에서 십이지장으로 넘어가는 유문부이다. 이 2개의 괄약근은 필요할 때만 열리고 평소에는 닫혀 있어 음식물의 흐름을 조절하고 음식물과 담즙의 역류를 방지한다. 물구나무를 서서 음식을 먹거나 식후에 바로 누워도 문제가 없는 것은 바로 이 괄약근 덕분이다. 그러나 분문부 괄약근에 이상이 생기면 위식도 역류 질환이 생기며, 강산성의 위 내용물이 식도를 자극하여 트림이나 명치 부위에 심한 통증이 올 수도 있고 심하면 식도염을 일으킨다. 또한 위암으로 위 절제를 할 경우 불가피하게 이들 부위가 손상되어 위 또는 십이지장 내용물의 역류로 인한 식도염이나 위염이 생길 수 있다.

민감한 조기 경보기관

위는 스트레스에 약하다. 술, 음식 등의 물리적 스트레스뿐만 아니라 정신적 스트레스에도 심함 경련이나 염증을 일으킬 수 있다. 심한 외상이나 대수술을 받은 환자들 중에는 가끔 출혈성 위염을 일으키는 경우가 있는데, 이 역시 스트레스에 의해 위의 방어기전이 깨져서 일어난 것이다. 평소 낙관적인 사람의 위는 대부분 튼튼하다.

위는 우리 몸의 조기 경보기관이다. 우리가 흔히 맹장염이라고 부르는 충수염은 오른쪽 아랫배가 아프기 전에 배가 더부룩하고 체한 듯한 증상과 함께 구역질이 난다. 이밖에도 간, 담낭, 췌장 등 다른 소화기관에 이상이 있어도 가장 먼저 위에 증상이 나타날 수 있다. 위는 우리 몸의 이상을 미리 알려주는 빨간 경고등이므로 그 신호를 무시하지 말아야 한다. 배고플 때 속쓰림이 지나쳐 통증을 느낄 정도가 된다든지, 식사한 지 몇 시간도 안 되어 속이 쓰리거나 새벽에 속이 쓰려 깬 경험이 있는 사람은 위에 문제가 있다는 신호이므로 반드시 전문의와 상의해야 한다.

위암이란 무엇일까

위암세포는 위의 가장 안쪽에 있어 음식이 직접적으로 닿는 점막층에서 생기는데, 발생과 성장 형태가 매우 다양하며 아직까지 발생 원인과 경과 등은 밝혀진 것이 많지 않다. 그래서 위암 환자나 보호자들이 "도대체 이 병이 언제부터 시작되었나요?", "1년 전에 위내시경을 했을 때는 깨끗하다고 했는데 이렇게 진행될 수가 있나요?" 하고 질문을 해도 명쾌한 답을 할 수 없다.

우리 몸은 약 60조 개의 세포들로 구성되어 있다. 신비한 것은 이 많은 세포들이 완벽한 조화 속에서 일상적인 기능을 해낸다는 사실이다. 뇌나 신경세포들은 일생 동안 변함없이 생존을 유지하고 있지만 다른 세포는 각각 주어진 제 수명을 가지고 있다. 세포들은 대부분 장소나 기능에 따라 수일 또는 수백 일 만에 새로운 세포로 끊임없이 교체된다. 쉽게 말하자면, 새로 태어나는 세포에는 자동 타이머가 부착된 폭탄이 장착되어 있어 일정한 시간이 지나면 자동으로 폭발하여 해체된다. 이것을 '세포사멸' 또는 '세포자살'이라고 부르며, 이렇게 정교한 작업을 조정하는 곳이 바로 세포의 핵 속에 있는 염색체이다.

'DNA'라는 이중나선 구조의 핵산으로 이루어진 염색체가 바로 인간 생명의 모든 정보를 기록하는 유전자이다. 핵 속에는 이런 유전자가 3~4만 개 정도 존재하는데 새로운 세포로 교체될 때마다 이 유전자들은 정확하게 복제된다. 유전자가 정확하게 복제됨으로써 새로 태어난 세포들은 주어진 사명을 수행하여 사람이라는 한 개체의 수명이 유지된다. 그러나 나이가 들면서 우리 몸은 자외선이나 방사선에 노출되고 음식이나 공기를 통해 여러 가지 화학물질이 몸속으로 들어오기도 하며 바이러스 등에 감염되기도 한다. 이러한 원인으로 인해 유전자 일부가 손상을 입거나 일부분이 결손되기도 하며 일부분만 복제되기도 한다.

사람은 이러한 변화들을 자체적으로 치료할 수 있는 능력을 원래부터 갖고 있다. 하지만 어떤 원인으로 인해 이러한 치유 기능이 작동하지 않으면 유전자가 결함이 있는 상태로 복제된다. 이로 인해 유전자를 구성하는 DNA에 돌연변이가 일어나면 세포는 정상적 조절 기구의 통제를 받지 않고 무한 증식하게 된다. 이렇게 형질 전환된 세포가 암세포이다.

암세포들은 정상세포와 달리 몸 안의 성장 조절 신호에 전혀 통제되지 않고 공격적이며 파괴적인 성질을 띤다. 멋대로 자라 주변 조직에 무차별적으로 침투하고 공격하며 림프관이나 혈관을 타고

> **TIP 제멋대로인 암세포**
> 암세포는 정상세포와 달리 몸 안의 성장 조절 신호에도 전혀 통제되지 않고 공격적이며 파괴적인 성질을 띤다. 멋대로 자라 주변 조직에 무차별적으로 침투하고 공격하며 림프관이나 혈관을 타고 퍼져 나간다.

퍼져 나가기도 한다. 위암 세포는 위의 가장 안쪽에 있어 음식이 직접적으로 닿는 점막층에서 생기는데, 발생과 성장 형태가 매우 다양하며 아직까지 발생 원인 경과 등은 밝혀진 것이 많지 않다. 그래서 위암 환자나 보호자들이 "도대체 이 병이 언제부터 시작되었나요?", "1년 전에 위내시경을 했을 때는 깨끗하다고 했는데 이렇게 진행될 수가 있나요?" 하고 질문을 해도 명쾌한 답을 할 수 없다. 아직 베일에 싸여 있는 부분이 많은 위암, 지금까지 알려진 위암의 특징과 발생, 성장에 관해 살펴보자.

암세포의 특징

암세포는 정상세포와 다른 특징을 지니는데 크게 여섯 가지로 구분할 수 있다.

첫째, 암세포는 정상세포에 비해 모양이 일정하지 않고 세포의 크기가 더 크다. 따라서 세포 내의 핵도 더 크고 형태도 다양해서 암세포가 증식하여 암이 진행되면 육안으로도 정상조직과 구분된다. 그러나 초기에는 현미경으로 보아야 정상조직과 구별된다.

둘째, 암세포의 핵은 다량의 DNA가 포함되어 있어 색이 진하며 핵분열 양상이 많이 나타나는 등 증식이 활발하다.

셋째, 암세포는 분화가 완전히 이루어지지 않은 상태의 세포가 복제되는 미분화성을 가지고 있다. 그러므로 정상세포의 기능은 전혀 없이 구조적 이상을 지니는, 한마디로 쓸모없는 세포이다.

넷째, 암세포는 스스로 세포분열을 자극하여 정상적인 조절을

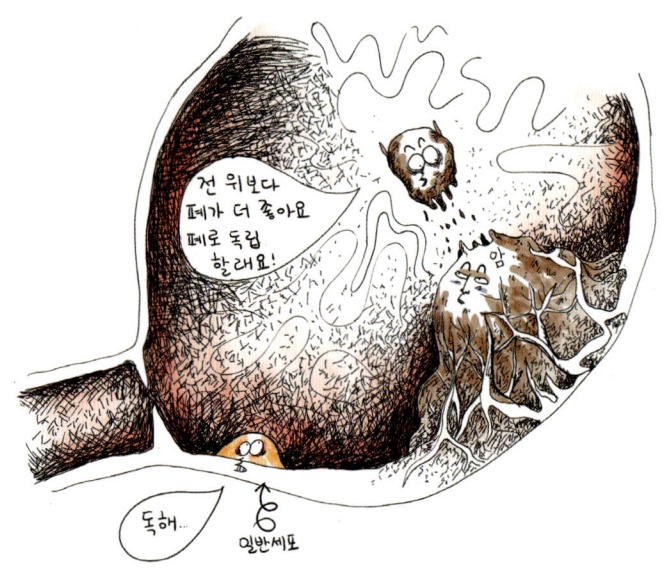

받지 않고 무한 증식한다. 이러한 통제 불능의 증식은 암세포 자체에서 '사이토카인'이라는 물질을 분비함으로써 더욱 왕성하게 이루어진다.

다섯째, 암도 정상조직과 마찬가지로 혈액을 공급받아야 살 수 있는데, 암세포는 스스로 혈관을 만든다. 암은 초기에는 정상조직의 혈관에서 혈액을 공급받다가 어느 정도 커지면 여러 가지 혈관 신생인자들을 분비하여 자신만을 위한 혈관을 만들어낸다. 이로써 암은 성장하고 전이한다.

여섯째, 암세포는 결속력이 약하다. 결속력이란 세포와 세포 사이 또는 세포와 주위의 기질들과 붙어 있는 정도를 말하며, 정상세포들은 결속이 잘 유지되어 그 자리에서 움직이지 않으며 떨어져 나오더라도 파괴된다. 그러나 암세포는 결속력이 약해 조직에서 쉽게 떨어져 나와 다른 조직이나 혈관으로 이동한다. 정상의 위세포는 폐에서 자랄 수 없지만, 위암세포는 폐로 들어가서 분열과 성장을 할 수 있는 것이다. 이것이 암세포의 침윤과 전이이다.

> **TIP 침윤 浸潤, 전이 轉移**
> 침윤은 물이 차츰 스며들듯이 암세포가 주위 조직으로 들어가는 것을 의미한다. 전이는 한자 그대로 해석하면 자리를 옮긴다는 뜻이다. 암세포가 처음 발병한 부위에서 이동하여 또 다른 장기로 증식하는 것을 의미한다.

위암의 시작

위암도 단 1개의 세포에서 시작된다. 최초의 분열로 2개가 된 암세포는 4, 8, 16개가 되고 이렇게 30번을 분열하면 10억 개의 암세포가 되며 40번을 분열하면 약 1조 개의 엄청난 암세포가 생긴다. 암세포가 한 번씩 분열하는 데 걸리는 시간은 암의 종류에 따라 다르며 같은 위암이라도 개인마다 차이가 있을 수 있다.

조기 위암은 시간이 지남에 따라 진행성 위암으로 진행한다는 가정 아래 설정된 개념이다. 조기 위암으로 진단받은 환자가 아무런 치료를 받지 않는다면 50%가 37개월 후에 진행성 위암으로 발전한다는 보고가 있다. 조기 위암 상태로 80개월 동

> **TIP 조기 위암 EGC : early gastric cancer**
> 위벽은 점막층·점막하층·근육층·장막층의 4층으로 이루어져 있는데, 위암이 점막층과 점막하층에만 국한되었을 때 조기 위암이라고 정의하며, 이를 넘어서 진행되어 있으면 진행성 위암(advanced cancer)이라고 한다.

안 유지되다가 1년 만에 간으로 전이되어 사망한 예도 있다.

그렇다면 우리나라에서 아직도 대다수를 차지하는 진행성 위암 환자들은 이러한 조기 위암 상태로 얼마 동안 지내다가 발견된 것일까? 이 질문 역시 확실한 답이 없다. 현재 인정받고 있는 가설은 정상세포 → 만성 위염 → 장상피화생 → 이형성 → 조기 위암 → 진행성 위암의 다단계를 거치는 경우와 정상세포 → 조기 위암 → 진행성 위암의 단축 코스에 의해 발생하는 위암이 따로 있다는 것이다. 다단계를 밟는 경우는 각 단계마다 수년씩 걸리므로 암 발생까지 수십 년이 걸릴 수도 있으며, 단축 코스의 경우에는 수년 또는 불과 수개월 안에 발생할 가능성도 있다.

위암의 성장

위 점막에서 발생한 암은 다양한 형태로 성장을 시작한다. 언뜻 보면 제멋대로 자라는 것 같지만 어떤 일정한 규칙이 따로

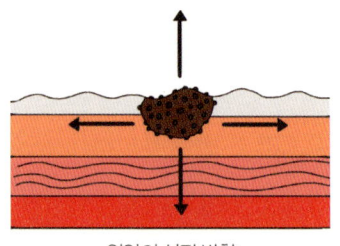

위암의 성장 방향

있다. 위암은 그림에서와 같이 세 가지 방향으로 성장한다. 주로 어떤 방향으로 자라는지에 따라 암의 모양과 진행 속도가 결정된다. 가령 위 내강 쪽으로 돌출되어 자라는 경우 암세포들이 흩어지지 않고 똘똘 뭉쳐서 주위와 뚜렷한 경계를 가지는 융기형 암을 형성한다. 이 경우는 대개 성장 속도가 느리고 예후도 비교적 좋다. 반면, 간 전이와 같은 혈행성 전이의 빈도는 상대적으로 높다.

암이 위벽을 파고들면서 자라는 경우는 암세포가 산만하게 흩어져서 정상조직을 침윤함으로써 주위와의 경계가 불명확한 궤양형 암을 형성한다. 이 경우는 대개 성장 속도가 빠르고 예후가 좋지 않으며 복막 전이의 빈도가 높아진다. 그러나 암이 진행되면 여러 가지 성장 형태가 복합적으로 나타날 수도 있다.

위암의 확산

위암은 위벽에만 머무르지 않고 여러 경로로 퍼져 나가는데 이를 '암의 확산'이라고 한다. 위암은 네 가지 경로로 확산된다.

첫째, 위벽을 통한 확산이다. 암이 위벽의 점막층, 점막하층, 근육층, 장막층으로 차례로 침윤하면서 위벽을 뚫고 위 주위의 간, 췌장, 대장 등에 침범하는 것이다. 이를 암의 '직접 침습'이라고 한다.

둘째, 림프관을 통한 확산이다. 위는 소화기관의 최전선으로 음식물과 같이 들어온 세균에 접할 기회가 많다. 이때 일부 세균들은 림프관을 따라 림프절로 가는 동안 림프액 안의 백혈구 등에 의해 제거되므로 확산을 예방할 수 있다. 따라서 위 주위에

TIP 림프관 lymphatic vessel
피부나 점막하층의 성긴 결합조직에서 액체와 물질을 혈관계로 수송하는 한쪽 방향이 막힌 투명한 관이다. 림프관은 모세혈관보다 투과성이 더 높아 항원과 세포를 포함한 거대 분자를 모세혈관보다 더 쉽게 흡수한다.

는 다른 장기에 비해 림프관과 림프절이 더 풍부하게 발달되어 있다. 림프관은 위벽의 여러 층 가운데 주로 점막하층에 분포하므로 암이 점막층에 국한되어 있을 때는 림프관을 통한 림프절 전이가

> **TIP 위암의 확산**
>
> 위암은 위벽에만 머무르지 않고 여러 경로로 퍼져 나가는데 이를 '위암의 확산'이라 한다. 위암은 네 가지 경로, 위벽, 림프관, 혈관, 복막을 통해 확산된다.

거의 일어나지 않는다. 그러나 일단 암세포가 점막하층에 도달하면 림프관으로의 침입이 가능해진다. 림프관을 따라 이동하기 시작한 암세포가 가장 먼저 도착하는 곳은 가장 가까운 림프절이다. 림프절은 그물망처럼 분포되어 있으며 림프관을 통해 배액된 림프액이 수집되는 곳으로 모양은 타원형 또는 구형이다. 크기는 대개 수 밀리미터이지만 수 센티미터까지 커지기도 한다. 림프절은 림프관에 실려 온 세균을 죽이고 이물질을 거르는 필터 역할을 하지만 암세포 앞에서는 무기력하다.

 위 주위의 림프절은 위에서 가까운 순서대로 1군·2군·3군 림프절로 분류하는데, 암의 전이는 대개 위에서 가장 가까운 림프절, 즉 제1군에서 시작되어 암이 진행될수록 점차 위에서 멀어지는

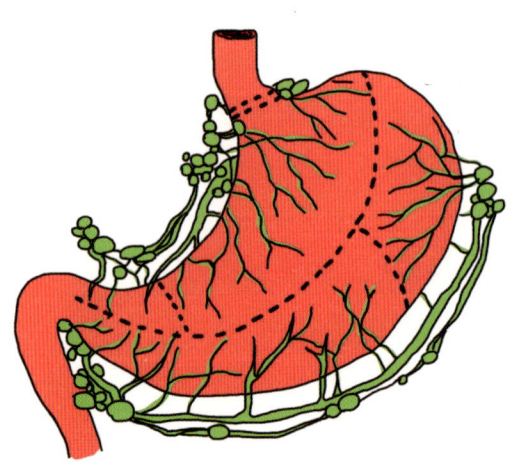

위의 림프절 분포 위암은 림프절과 혈액을 통해 전이되므로 수술 중 림프절 절제가 필요하다.

2·3군의 순서대로 발생한다. 그러므로 위암의 림프절 전이 여부는 암의 진행 정도를 나타내는 척도일 뿐만 아니라 병기를 결정하는 주요 기준이다.

셋째, 혈관을 통한 확산이다. 위는 혈류량이 풍부한 기관이므로 암세포 주위에는 자연히 많은 혈관이 분포한다. 암세포가 혈관을 뚫고 들어가게 되면 혈류를 따라 우리 몸 구석구석 가지 않는 곳이 없다. 이를 '위암의 혈행성 전이'라 하며 주로 간, 폐, 뼈, 뇌 등이 혈행성 전이가 잘 이루어지는 장기다. 이 중에서도 간으로의 전이가 가장 흔하며 수술 전에 초음파나 CT 검사를 하는 중요한 목적 가운데 하나가 간으로 암이 전이됐는지 여부를 확

> **TIP** 복막 腹膜, peritoneum
> 복막은 쉽게 비유하자면, 달걀을 배라고 생각했을 때, 하얀 막에 해당한다고 볼 수 있다.

인하는 것이다. 혈행성 전이가 됐다면 이미 암이 몸 전체에 퍼졌다는 것을 의미하므로 위암은 더 이상 국소 질환이 아닌 전신 질환으로 이해되어야 하며 국소 치료법인 수술보다 전신 치료법인 항암제 투여를 우선적으로 고려해야 한다.

넷째, 복막을 통한 확산이다. 위벽을 뚫고 나온 암세포는 그곳에 머무르지 않고 떨어져 나와 소장, 대장, 난소 등과 같이 복강 안에 있는 장기의 외벽을 감싸는 장막이나 복벽의 내측을 덮고 있는 복막으로 뿔뿔이 흩어진다. 마치 뿌려놓은 씨앗이 싹을 틔우듯이 암이 전이된다고 하여 이를 '복막 전이' 또는 '복막 파종'이라 한다. 복막 전이 초기에는 암이 깨알보다 작은 크기에 불과하므로 수술 전 여러 검사에서도 발견하지 못하는 경우가 대부분이며 수술을 위해 개복했을 때 비로소 진단할 수 있다.

위암에는
어떤 종류가 있나

위암은 위에서 발생하는 모든 악성 종양을 일컫는 말이나 일반적으로는 '위선암'을 지칭한다. 위선암은 위 점막 세포가 악성 변화를 일으키는 것으로 위에서 발생하는 악성 종양의 약 95%를 차지한다. 위선암도 암의 육안적 소견이나 현미경적 소견이 천차만별이고 위선암뿐만 아니라 림프종, 위장관간질종양 등 전혀 다른 종류의 위암도 있다.

우리 몸에 생긴 혹이나 덩어리를 '종양'이라고 한다. 의학적으로 종양은 양성 종양과 악성 종양으로 나뉘는데, 이 가운데 악성 종양이 바로 암이다. 위암은 위에서 발생하는 모든 악성 종양을 일컫는 말이나 일반적으로는 '위선암'을 지칭한다. 위선암은 위 점막 세포가 악성 변화를 일으키는 것으로 위에서 발생하는 악성 종양의 약 95%를 차지한다. 그러나 위선암도 암의 육안적 소견이나 현미경적 소견이 천차만별이고 위선암뿐만 아니라 림프종, 위장관간질종양 등 전혀 다른 종류의 위암도 있다.

위선암

◉ 보만1형 : 융기형

위선암은 악성 궤양에 가깝다. 점막에서 시작된 위선암은 내강 쪽으로 융기성 종괴를 형성하면서 자라기도 하지만 4~6% 정도로 드물다. 1926년 보만(Borrmann)이 제안한 네 가지 진행성 위암의 형태 가운데, 이를 '보만1형'이라고 한다.

◉ 보만2형 : 궤양융기형

대부분의 위선암은 음식이 닿는 위의 안쪽에 있는 점막층에서부터 점막하층, 근육층, 장막층 순으로 파고들면서 커다란 궤양을 형성

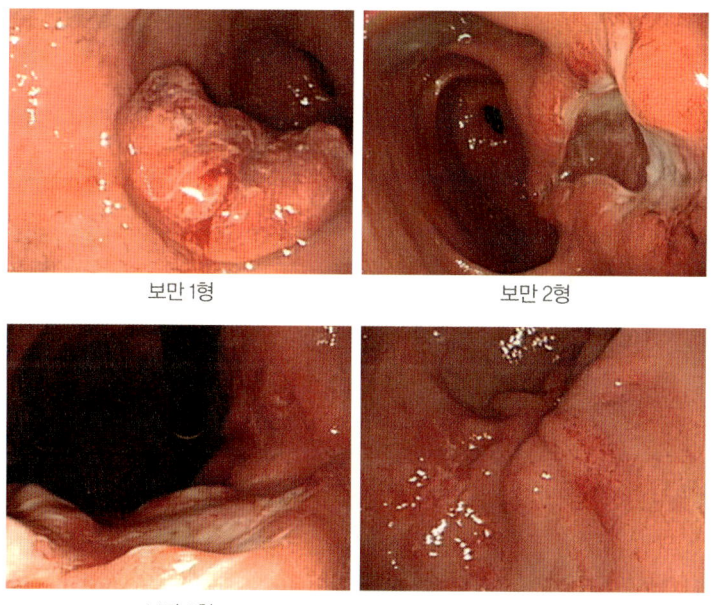

보만 1형   보만 2형

보만 3형   보만 4형

한다. 양성 궤양은 그 깊이가 비교적 얕고 주위 정상조직과의 경계가 뚜렷하며 주위 점막의 주름 형태가 잘 유지된다. 반면, 악성 궤양인 위선암은 궤양이 깊고 바닥은 불규칙하며 출혈이나 괴사물질로 덮여 있어 지저분하게 보인다. 궤양 부위도 융기가 둘러싸고 있어 마치 분화구처럼 보일 수도 있다. 이것이 '보만 2형'이다.

● 보만 3형 : 궤양침윤형

궤양의 경계가 명확하지 않아 어디까지가 암인지 육안으로 구별하기 힘든 상태다. 이는 보만 2형과 4형이 섞인 형태로 '보만 3형'이라 부르며 우리나라에서 가장 많이 볼 수 있다.

● 보만 4형 : 미만형

약 10% 정도의 환자에게서는 일명 '경성위암'이라고도 부르는 특이한 형태의 선암이 발생하는데, 이를 '보만 4형'이라 한다. 이 병변은 뚜렷한 궤양은 형성하지 않고 마치 책 위에 떨어진 잉크가 주위와 아래쪽으로 번지는 것처럼 암이 자라므로 침윤형(浸潤形) 또는 미만형(瀰慢形) 선암이라고 부른다. 위벽이 암의 침윤으로 두꺼워지고 딱딱해지는 변화를 보이며, 위 전체를 다 침범하면 위가 가죽 주머니처럼 변해 예후가 아주 나쁜 위암으로 발전한다. 정확한 원인은 밝혀지지 않았지만 주로 젊은 나이의 여성에게서 잘 발생한다. 위선암의 육안적 소견은 환자의 예후와 반드시 일치하지는 않지만 종괴형에 비해 침윤형 또는 미만형의 예후가 더 나쁜 것으로 알려져 있다. 위선암의 현미경적 소견도 다른 장기의 암에 비해 조직형이 다양하고 서로 다른 조직형의 암세포들이 한 종양 내

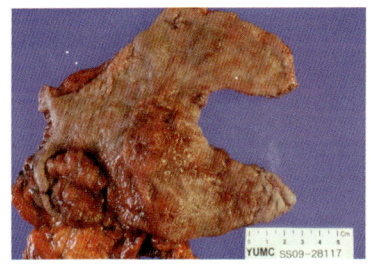 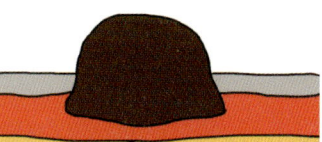

보만1형

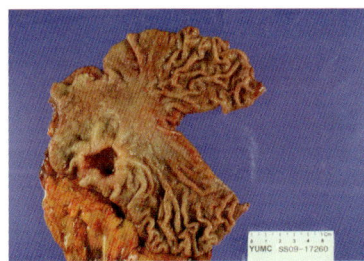 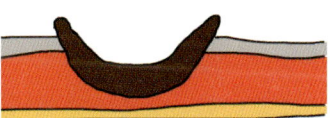

보만2형

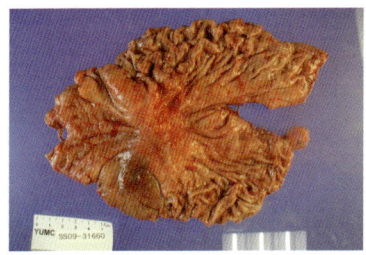 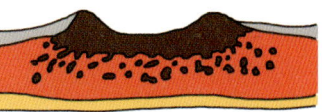

보만3형

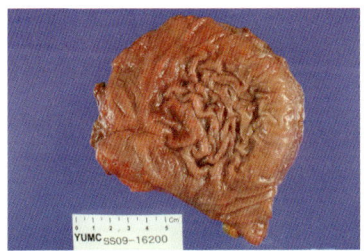 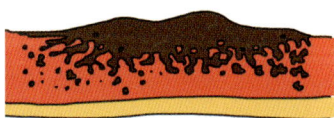

보만4형

에 섞여 나타나는 특징이 있다. 선암세포의 모양이나 배열에 따라 유두상 선암, 관상 선암, 인환세포 선암, 점액세포 선암 등으로 나누는 분류 방법이 일반적으로 사용된다. 드물게는 간 세포암과 유사한 부분이 섞여 있는 간세포양 선암이나 편평상피암, 융모상피암 등의 희귀한 선암이 발생할 수 있다. 이들은 간이나 림프절로 전이가 잘 되는 악성도가 높은 암으로 알려져 있다.

위림프종

림프종은 백혈병과 함께 가장 많이 발생하는 혈액 종양 질환으로 항암제 투여가 치료의 원칙이다. 림프종이 진행되면 전신의 모든 장기에 침범할 수 있으며 위도 예외는 아니다. 그러나 위림프종은 림프종의 이차적 침범이 아닌, 위에서 일차적으로 발생한 림프종을 말한다.

● 엄연한 악성 종양인 저등급 림프종

위암 중에서 림프종은 5% 미만의 빈도를 보이는 비교적 드문 악성 종양이다. 원래 위조직은 림프조직을 갖고 있지 않으므로 이론적으로는 림프종이 발생할 수 없다. 그러나 어떤 후천적인 원인으로 인해 위에 림프조직이 축적되어 림프종이 발생하게 되는데, 그 원인으로는 만성 위축성 위염, 헬리코박터 파이로리 감염, 자가면역 또는 면역 결핍 상태 등이 보고되고 있으나 아직까지 확실한 증거는 없다. 위림프종은 조직학적 소견에 따라 저등급과 고등급으로

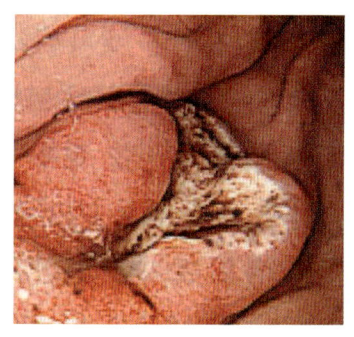
위림프종

나눌 수 있다. 저등급 림프종은 악성도가 낮아 점막을 따라 옆으로 서서히 자란다. 위벽 침윤이 드물어 수년간 유사한 형태로 남아 있기도 하여 과거에는 이를 '가성 림프종'이라 불렀다. 그러나 악성도가 낮을 뿐이지 림프절 전이도 일으킬 수 있는 엄연한 악성 종양이다. 이에 반해 고등급 림프종은 육안으로 발견할 수 있는 커다란 종괴나 궤양을 형성하며 위벽 침윤과 림프절 전이를 일으키는 것이 위선암과 유사하다.

● 위림프종의 치료

과거에는 림프종에서 위절제가 치료 원칙이었으나 현재는 외과적 절제술 없이 항암요법으로 좋은 치료 성적을 올리고 있다. 최근에는 저등급의 멀티말트 림프종 환자에게 항생제를 투여하여 헬리코박터 파이로리균을 박멸했는데, 림프종이 완치되었다는 보고들이 나오면서 이전과 전혀 다른 개념의 항생제 치료법이 시행되고 있다. 일반적으로 위림프종 환자의 예후는 소장이나 대장에서 발생하는 림프종에 비해 좋으며, 위선암에 비해서도 좋은 것으로 알려져 있다.

위장관간질종양

위장관간질종양(Gastrointestinal Stromal Tumor, GIST)은 위 또는 장에서 발생하는 종양으로 점막 상피세포가 아닌 점막 아래층에서 발생한다. 이전에는 위의 근육층에서 발생하는 것으로 알려져 양성 종양인 경우 '평활근종', 악성 종양인 경우 '평활근육종'으로 불렸으나, 근육세포 외의 신경세포에서 발생하기도 한다. 이처럼 기원이 어딘지 알 수 없는 조직형도 있다.

위내시경으로 보면 위 점막이 아래층의 종괴에 의해 불룩하게 밀려 올라온 양상을 볼 수 있다. 종양이 커지면 점막 중심부에 궤양을 만들기도 하는데, 마치 배꼽 모양의 특징적 소견을 보인다. 종양은 전형적인 둥근 혹 모양으로 자라며 크기도 매우 다양하다. 크기가 작을 때는 증상이 없으므로 우연히 발견되는 경우가 대부분이지만, 종양이 커지면 상복부에 불쾌감이나 통증을 유발할 수 있

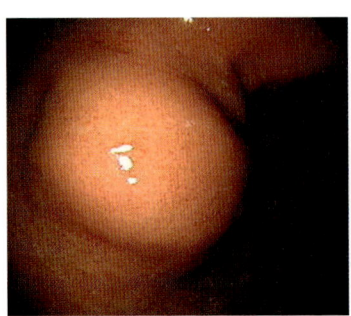 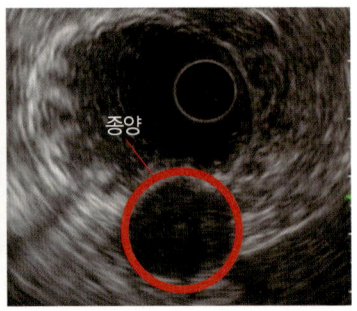

약 2cm의 점막하 종양이 의심되어 내시경적 초음파를 해보았더니 고유근층에서 종양이 발견되었다. GIST가 의심되나 양성/악성의 정확한 진단은 조직을 분석해 봐야 알 수 있으므로 현재까지의 검사 결과만으로 양성/악성 여부를 구분하기는 어렵다.

다. 그러나 가장 흔한 증상은 점막 궤양에 의한 출혈로 초기 증상의 60%라는 보고도 있다.

● 모호한 양성과 악성의 구분

위장관간질종양은 양성과 악성의 판정 기준이 모호하다. 임상적 경과를 보면, 종양의 성장 속도가 매우 느리며 주위 장기의 침범이나 림프절 전이가 드문, 마치 양성 같은 성질을 보인다. 타조알 크기 이상으로 자랄 수도 있고 간이나 폐, 복막 등으로 원격 전이를 하거나 재발하는 악성 종양의 경과를 보이기도 한다. 현미경적 조직 소견으로도 양성과 악성의 구분이 쉽지 않다. 조직학적 소견으로 세포분열지수나 세포 이형성, 종양의 괴사 여부 등을 참조하여 판정하고 있으나 이 역시 완전하지 않다. 위장관간질종양은 크기가 작은 경우 대부분은 양성의 성향을 갖지만 크기가 증가하거나 발견 당시 크기가 클수록 악성화 성격을 지닌다. 그러나 과거와 달리 최근 전문가들 사이에서는 위장관간질종양의 크기에 관계없이 모든 GIST는 잠재적 악성 종양으로 보는 시각이 많다.

위장관간질종양의 치료는 절제가 원칙이다. 수술적 절제의 범위는 종양의 크기와 모양, 위치 등을 고려하여 종양 주위의 정상 조직을 일부 포함해서 종양을 절제하는 쐐기형 절제나 위의 2/3 정도를 절제하는 위아전절제술 또는 위 전체를 절제하는 위전절제술이 시행될 수 있다. 최근에는 내시경 절제술 기술의 발전으로 크기가 3cm 미만의 크기는 내시경으로도 절제가 가능하다.

현재까지 항암화학요법이나 방사선 치료의 효능에 대해서는 밝혀진 바가 없어 수술 후에는 정기적인 추적 관찰을 시행한다. 재발 가능성은 있지만 위선암에 비해 예후가 비교적 좋다.

○ 글리벡 신드롬에 대하여

최근 글리벡이 '기적의 항암제'로 과장되면서 수술 대신 약물 치료를 요구하는 분들이 많다. 언론에서 만성 골수성백혈병 환자가 이 약을 투여받고 건강하게 걸어 병원 문을 나갔으며, 위암에서도 일부 효과가 있다는 보도가 나간 후의 일이다.

글리벡은 1960년 미국의 의학자 노웰과 헝거포드가 만성 골수성백혈병 환자의 염색체 이상을 발견하면서 비롯되었다. '필라델피아 염색체'로 명명된 이상 염색체는 만성 골수성백혈병 환자의 95% 이상에서 발견되어 암이 유전자 이상에서 시작된다는 학설이 증명된 일대 사건이기도 했다.

인체에는 단백활성효소라는 것이 있어 세포의 성장, 대사, 분화 및 사멸 등 다양한 생물학적 과정을 신호전달체계라는 방법을 이용하여 적절하게 수행한다. 그러나 필라델피아 염색체에 위치한 비정상 종양유전자는 단백활성효소의 작용을 증폭시켜 과다한 세포의 성장, 대사 및 분화를 일으키는데, 이것이 곧 암이다. 따라서 인체 내 단백활성효소들의 작용을 억제하기 위한 약의 개발에 박차가 가해졌고 글리벡이 탄생한 것이다.

글리벡은 단백활성효소의 작용을 억제하여 종양의 성장을 억제한다. 따라서 만성 골수성백혈병의 치료를 목적으로 개발되었다. 임상 실험 결과, 기존의 항암제에 반응이 없던 환자의 50% 정도가 투약 후 혈액 내 암세포가 사라지는 놀라운 효능을 보였다. 그러나 장기간 투약에 따른 독성이나 부작용은 검증되지 않았고, 대다수

전문가들은 만성 골수성백혈병은 현재까지 골수 이식수술 외에는 완치가 어렵다고 판단하고 있다.

2001년 미국 임상종양학회에서 외과적 절제가 불가능한 위장관간질종양 환자에게 글리벡을 투여한 결과, 종양의 크기가 줄었다는 보고가 나오자마자 언론에서는 이 약이 위암 환자에게도 효과가 있다고 보도했다. 위장관간질종양은 위암의 한 종류임에 분명하나 위선암과는 전혀 다른 종류의 암이다. 위암의 대부분을 차지하는 위선암과 글리벡의 관계는 전혀 검증된 바 없다. 현재 이 약의 1차적 적응증은 만성 골수성백혈병에만 해당한다. 수술하면 완치할 수 있는 병을, 무차별적 '글리벡 신드롬'에 휩쓸려 치료의 기회를 놓치는 일이 없었으면 하는 바람에서 설명을 덧붙인다.

> **TIP 항암제 글리벡**
>
> 글리벡은 단백활성효소의 작용을 억제하여 종양의 성장을 억제한다. 따라서 만성 골수성백혈병의 치료를 목적으로 개발되었다. 임상 실험 결과, 기존의 항암제에 반응이 없던 환자의 50% 정도가 투약 후 혈액 내 암세포가 사라지는 놀라운 효능을 보였다.

주의해야 할 위의 전암 병변들

현재는 암이 아니지만 시간이 경과하면 암이 발생할 수 있는 위의 병변, 이것이 '위의 전암 병변'이다. 급성 위염이나 위십이지장 궤양은 약물 치료만으로도 잘 낫지만 재발도 잘 한다. 특히 위십이지장 궤양은 치유와 재발이 반복되면서 만성으로 진행할 수 있다.

예전에는 위궤양의 10% 정도가 위암으로 진행한다고 알려졌다. 하지만 내시경 및 방사선학적 진단 방법이 발달하면서 위암으로 진행한 위궤양이 실은 처음부터 궤양성 병변을 가지고 있는 위암이었다는 사실이 밝혀졌다. 때문에 병원에서는 양성 위궤양으로 추정되는 환자라도 반드시 조직 검사를 거쳐 완치되었음을 확인하라고 권유한다.

요즘 각 병원에서 하는 건강검진 절차에는 상부 위장관 촬영이나 위내시경 중 하나를 선택하도록 하는 경우가 많다. 위내시경에 두려움을 느끼는 분들은 위 촬영을 선택하는데 힘들더라도 위내시경 검사를 받는 것이 좋다. 위 촬영으로는 전암 병변을 발견하기 어렵지만, 내시경으로는 위 점막 상태를 직접 눈으로 확인하고 조직 검사까지 할 수 있기 때문이다. 전암 병변의 발견은 곧 위암의 조기 발견으로 연결되므로 완치 가능성이 높아진다.

만성 위축성 위염

위염은 아직 객관적이고 체계적인 분류가 이루어지지 못했다. 많은 부분에서 합의점에 이르지 못해 의사마다 견해 차이를 보이고 있다. 현재 널리 통용되고 있는 위염의 표현은 1990년 시드니 세계 소화기학회에서 결정된 것으로 병의 원인, 부위, 형태에 따라 기술한다. 예컨대 헬리코박터 파이로리 동반 만성 위염, 전정부 위염, 알코올성 급성 위염, 출혈성 위염 등이다.

만성 위염은 그 자체가 위암의 전암 병변으로 추정되고 있으나 만성 위염의 객관적 기준 설정이 어렵기 때문에 위암과의 상관관계, 특히 선행 병변으로서의 의의는 주로 위축성 위염과 장상피화생을 바탕으로 삼고 있다. 이들 병변은 만성 위염의 자연 경과 중 제일 뒷부분에 해당되기 때문에 고령일수록 많이 발견되며 위암 환자에서 위축성 위염과 장상피화생의 빈도가 높다는 점에서 위암의 선행 병변으로서 의미가 있다. 다만 검진 내시경에서 우연히 위축성 위염의 진단을 받더라도 위암 발생 공포에 사로잡힐 필요는 없으며 정기적인 위장관내시경 검사를 꾸준히 받는 것이 중요하다.

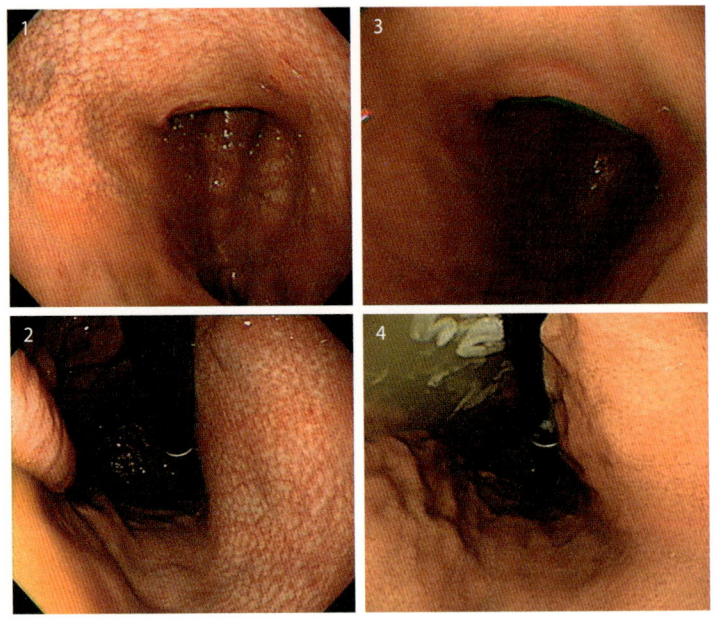

위축성 위염 사진(1, 2)과 정상 위 사진(3, 4)을 대조하였다. 정상 위와는 달리 위 점막에 만성 염증이 지속되어 얇아져 하얗게 보인다. 하얀 점막 사이로 군데군데 점막하에 위치한 혈관의 주행이 관찰되어 위축성 위염의 전형적인 소견을 보인다.

    만성 위축성 위염은 위 점막이 위축되어 얇아지면서 염증이 생기는 것으로 40대 이후에 잘 생기는 위의 노화 현상으로 생각된다. 위 점막의 분비선이 없어지거나 위 점막에 장 점막과 비슷한 세포가 나타나는 장화생이 관찰되기도 한다. 반드시 암으로 발전하지는 않지만 심한 위축성 위염이 있는 사람의 10% 이상에서 암이 발생할 수 있으며 위암까지 진행되는데 16~24년 정도의 시간이 걸린다. 암이 발생할 위험도는 위축이 젊은 나이에 시작할수록, 남자인 경우 더 높다. 특히 젊은 나이에 십이지장 궤양 수술을 받은 사람은 위축성 위염이 위암으로 진행할 위험성이 아주 높다.

장상피화생

장상피화생(腸上皮化生) 또는 장화생은 위 점막 세포가 소장이나 대장의 점막세포와 비슷한 모양으로 바뀌는 것이다. 우리나라와 같이 위암 발생률이 높은 국가에서 나이가 많은 사람에게 흔히 관찰된다. 장상피화생 자체는 대부분 증상이 없으나 만성 위축성 위염이 공존하면 위염 증상이 동반될 수 있다. 우리나라에서는 건강검진에서 위내시경 조직 검사를 받은 사람의 20~30%에서 장화생이 관찰되는데, 이들은 1~2년마다 위내시경을 받아 같은 부위에 대해 조직 검사를 받아야 한다.

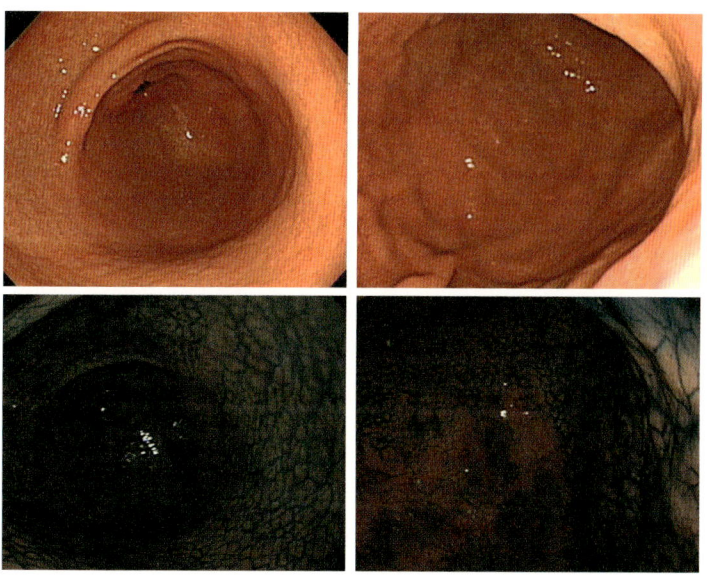

위 두 장의 사진을 언뜻 보았을 때 정상으로 보이나, 자세히 관찰하면 점막 표면이 불규칙하고 과립상이 관찰된다. 이것은 장상피화생으로 보인다. 좀 더 자세히 상태를 확인하기 위해 인디고카르민 염색액을 도포해보니 상기 소견이 확실해졌다.

위용종

위장관의 내강 쪽으로 돌출하는 크기가 다양한 양성 종양을 '용종'이라 한다. 용종은 대장에서 흔히 관찰되지만 위에서는 드물게 관찰되며 위 점막의 분비선에서 발생하므로 '위선종'이라고도 한다. 위선종은 별다른 증상이 없어 내시경을 하다가 우연히 발견되는 경우가 대부분이다. 이때 크기가 작으면 정기적으로 추적 관찰하는 것이 가능하지만, 가능하다면 선종을 내시경적으로 제거하여 정확한 조직 검사를 할 필요가 있다. 비록 현재는 양성 종양이더라도 종양의 크기가 2cm 이상이 되면 차차 선종에서 선암종으로 진행할 수도 있기 때문이다.

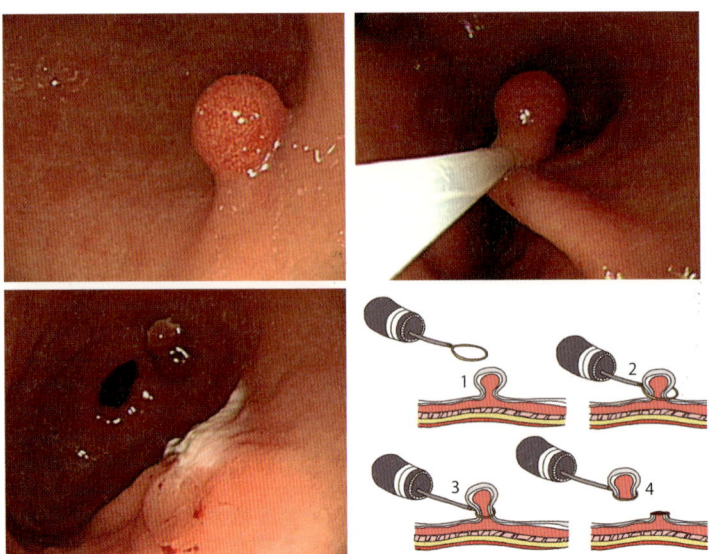

약 1cm 크기의 용종이 관찰되어 조직검사를 하여 과형성 용종으로 진단되어 내시경적 용종 절제술을 시행하였다. 그림은 용종절제술 과정을 자세히 묘사한 것이다.

위선종은 위상피 이형성이라는 현미경적 소견을 보일 수 있다. 이형성이란 정상적인 상피세포가 암세포 형태를 닮아가는 과정을 말하는데,

> **TIP 이형성 異形性**
> 종양조직의 구조가 정상조직과 다른 성질

세포의 모양과 배열이 병리전문의가 보더라도 착각할 정도로 거의 암에 근접한 병변을 말한다. 임상에서는 이형성으로 진단되면 위암에 준하는 치료를 한다. 절제한 조직의 조직병리 검사상 이형성 조직의 일부가 이미 암으로 변한 경우도 흔히 볼 수 있다.

위소장문합술에 의한 장화생, 이형성

양성 또는 악성 위 질환으로 위 수술을 한 뒤 위와 십이지장 또는 위와 공장을 연결하는 수술 방법을 '위소장문합술'이라 한다. 위소장문합이 이

> **TIP 문합 吻合**
> 장이나 혈관 등을 서로 연결하여 내용물이 통할 수 있도록 하는 것을 의미한다.

루어지면 담즙이나 췌장액이 위로 역류하므로 문합부의 위 점막에 만성적인 염증을 일으키고 장화생, 이형성 등을 일으키게 된다. 그러나 최소 10년에서 20년 이상의 기간이 흐른 후에 암이 발생하며, 암의 발병 위험도는 정상인에 비해 3~5배 정도 높아진다. 그러므로 20~30대에 양성 궤양으로 위소장문합술을 받은 사람들은 40~50대가 되면 해마다 위내시경 검사를 받아야 한다. 위암으로 위 부분 절제 후 위소장문합술을 많이 시행하므로 5년 이후 재발이 없더라도 정기적인 위내시경 검사를 반드시 받아야 한다.

다양한 위암의 진단과 증상

위의 입구인 분문부와 출구인 유문부는 손가락 하나가 통과할 정도로 매우 좁다. 분문부에 암이 생기면 음식을 삼킬 때 걸리는 느낌이 있고 음식물을 삼키기가 어려워지며 식후 곧바로 구토가 일어난다. 유문부에 암이 생기면 당장 구토 증상은 일어나지 않으나 음식물을 십이지장으로 넘기는데 시간이 걸리므로 위가 부은 듯 묵직하고 더부룩하다.

흔히 고혈압을 '침묵의 살인자'라고 한다. 특정 질환이 나타날 때까지 별다른 증상이 없기 때문이다. 암 역시 궤양을 동반하지 않는 한, 종양이 어느 정도 자라 장기의 기능을 방해할 때까지는 자각 증상을 일으키지 않는다. 이러한 초기의 무증상은 암의 완치를 어렵게 하는 가장 큰 걸림돌이다. 전형적인 자각 증상이 없어 가늠하기 어려운 위암의 증상은 차차 이야기하기로 하고, 우선 발견하기 어려운 위암을 찾아내는 방법부터 알아보자.

위암의 진단

위의 진단은 1932년 내시경이 최초로 개발되면서부터 본격화되었다. 오늘날 눈부시게 발달한 내시경 기술로 위암은 진단하기 쉬운 암이 되었을 뿐만 아니라 조기 발견이 가능한 암이 되었다.

반면, 췌장암은 몸속 깊숙이 자리 잡고 있어 초음파(US)나 컴퓨터 단층 촬영(CT), 내시경적 역류담도췌장조영술(ERCP) 등 여러 가지 진단 방법을 동원하더라도 암을 조기에 발견하기가 힘들어 현재까지 완치율이 여전히 낮은 암이다. 현재 임상에서 사용하고 있는 위암의 진단은 크게 위내시경, 방사선, 혈액을 통해 이루어진다.

◉ 위내시경 검사

위암의 진단에 필수적인 기구가 바로 위내시경이다. 어른 손가락 굵기의 내시경 단면을 살펴보면 복잡한 최첨단의 과학기술이 집약되어 있다. 카메라 렌즈, 컴컴한 위 내부를 비춰주는 빛, 쪼그라든 위를 펼쳐주는 공기와 위 내부를 세척하기 위한 물을 주입할 수 있는 가는 관, 조직 생검(生檢)과 내시경 수술을 위한 기구를 넣을 수 있는 가는 관 등이다.

최근에는 내시경의 끝에 초음파 진동자를 부착시켜 내시경을 통한 초음파 촬영까지 가능해져 암이 위벽을 어느 정도 침범했는지를 진단할 수 있게 되었다.

95%의 높은 진단율 »

경험이 많은 소화기 전문의가 내시경을 한다면 위암은 아주 작은 초기의 병변이라도 발견될 확률이 매우 높다. 일반적으로 위내시경을 이용한 진단율은 95% 안팎으로 높다. 조기 위암은 병변이 작기 때문에 내시경을 통한 육안적 소견만으로는 70% 내외의 진단율을 보이지만 조직 생체 검사를 같이 하면 95% 이상의 최종 진단율을 보인다.

위내시경을 통해 조직 검사를 해서 위암 진단을 받은 환자가 다른 병원에 가서 재검을 하는 일도 있지만, 그 결과가 바뀌는 경우는 극히 드물다. 간혹 위암과 구별이 힘든 이형성이나 심한 위염에 의해 파괴된 위선들을 위암으로 오인할 수 있다. 이때는 병리의사가 이차적인 의견을 구하거나 재생검을 주치의에게 건의하기 때문에 재검을 할 이유가 없다.

생검 위음성의 위험성 »

> **TIP 생검 위음성**
> 내시경 소견으로는 위암인데, 조직 검사에서 암세포가 나오지 않는 경우를 '생체 검사 위음성(僞陰性)'이라 한다.

내시경 소견으로는 위암이 의심되지만 조직 검사에서 암세포가 나오지 않는 경우를 '생체 검사 위음성(僞陰性)'이라 한다. 내시경의 접근이 어려운 부위라 기술적으로 정확한 생검이 어려운 경우, 암이 아주 작아서 그 주위의 정상조직을 뗀 경우 등의 생검 오류가 있거나, 진행성 위암에서 심한 괴사가 있을 때는 정확한 부위에서 생검이 되더라도 괴사조직만 나올 수 있다. 또한 경성위암이라 부르는 보만 4형 위암은 뚜렷한 암 병변 없이 위벽 전체가 섬유화되는 변화가 일어나므로 생검을 해도 암세포가 나오지 않을 수도 있다. 이런 경우에는 짧은 기간 내에 2차, 3차 생검을 다시 해야 하며 동시에 위 이

중조영술, 복부 초음파, 컴퓨터단층촬영 등의 방사선학적 검사를 하면 진단에 도움이 될 수 있다.

이처럼 한 번의 내시경 생검에서 암이 나오지 않았다고 해서 환자나 의사가 방심하는 것은 매우 위험하다. 내과적 치료를 했는데도 증상에 호전이 없다면 환자는 적극적으로 재검사를 요구해야 하며, 의사도 환자의 경과를 짧은 간격으로 면밀하게 관찰하여 진단에 최선을 다해야 한다.

● 방사선학적 검사

복부 영상 진단에서 컴퓨터단층촬영(CT)을 빼놓고는 얘기가 안 된다. 최근에는 자기공명영상(MRI) 등 최첨단 장비가 각광을 받고 있지만 복부 영상 진단에는 여전히 CT가 우위에 있다.

CT로 수술 전 병기 결정 »

위암에서도 CT는 중요한 진단 방법의 하나이지만 그 역할은 1차적 진단보다는 수술 전 병기 결정을 위한 것이다. 수술 전 병기결정이란 암이 어느 정도 진행되었는지 검사하여 수술 여부를 결정하는 것을 말한다. CT를 찍으면 위암 병변이 주위 장기에 침범을 했는지 림프절에 전이가 있는지 혹은 간이나 난소 등에 암의 전이가 있는지 알 수 있다.

CT는 주위 장기에 침범이 있어 위암을 수술로 제거하기 힘들다고 판단되면 항암제를 먼저 투여해 암 덩어리를 줄인 다음 수술을 하는 치료 계획을 세우는 데 꼭 필요하다.

초음파 검사도 CT와 비슷한 역할을 하며 대개 상호보완적으로

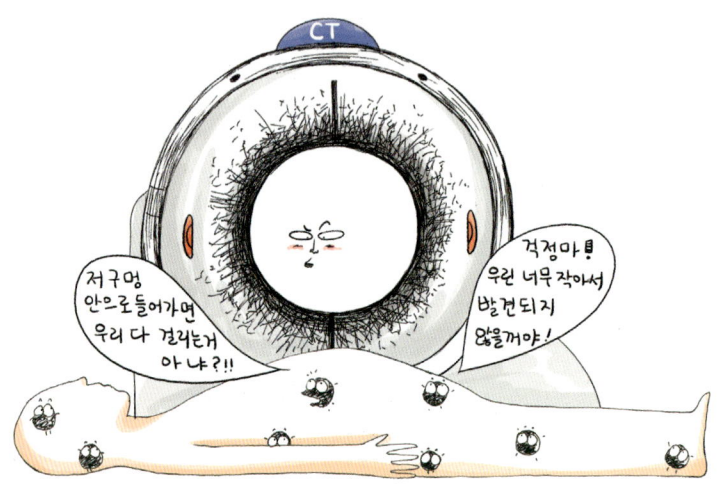

수술 전에 시행한다. 그러나 이러한 간접적 영상 진단만으로 수술 전 병기를 완벽하게 알 수는 없다. CT상에서 위암이 췌장을 침범한 소견을 보이더라도 실제로 개복을 해보면 아닌 경우도 있다.

반대로 CT에서는 이상 소견이 없었으나 개복을 한 뒤 보면 깨알 같은 암이 복강 내에 퍼져 있는 경우가 가끔 있다. 아직 CT나 초음파의 해상도로는 수밀리미터 크기의 작은 암을 볼 수 없기 때문이다. 이밖에 방사선학적 검사로 뼈에 암 전이가 있는지 알아보는 골동위원소촬영 등이 사용되고 있다.

CT, MRI를 보완한 PET »

최근에는 양전자단층촬영(PET)이라는 영상법이 사용되고 있다. 이는 양전자를 방출하는 방사선 의약품(흔히 포도당을 표지한 FDG를 사용한다)을 인체에 투여한 후 특정 장기에 분포되면 이를 영상화하는 것이다. 양전자는 방사선의 일종으로 인체 내에 방출될 경우 쉽게 인체를 투과해 밖으로 나오기 때문에 외부에서 검출하여 영상화할 수 있다.

> **TIP 양전자단층촬영 PET**
> 양전자를 방출하는 방사선 의약품(흔히 포도당을 표지한 FDG를 사용한다)을 인체에 투여한 후 특정 장기에 분포되면 이를 영상화하는 것이다.

특히 암 조직은 정상세포에 비해 대사가 활발하여 포도당 섭취도 왕성하므로 FDG의 섭취가 증가하여 PET 영상으로 쉽게 구분된다. 따라서 CT나 MRI 등으로 어떤 병소가 있는 것은 확인할 수 있지만, 그것이 암인지 아닌지 알기 어려울 때는 PET를 찍으면 암인 경우에 밝게 나타나므로 암을 진단할 수 있다.

● 혈액학적 검사

한 방울의 피나 소변만으로 암을 진단하는 것은 의학자들의 오랜 숙원이었다. 만약 암이 처음 발생할 때 고유의 체취를 다량으로 남긴다면 암은 이미 정복되었을 것이다. 실제로 암은 정상세포에서 볼 수 없는 특이한 물질들, 예컨대 항원, 단백, 아미노산, 당지질 또는 사이토카인을 분비하므로 이들을 종양 표지자로 이용하고 있다. 그러나 그 양이 ng(나노그램, 10억분의 1g)이나 pg(피코그램, 1조분의 1g)에 해당하는 극미량이기 때문에 일반 혈액 검사로는 찾을 수 없고, 방사면역분석이나 효소면역분석 같은 특수 검사법을 이용한다.

문제는 지금까지 알려진 종양 표지자들의 민감도나 특이도가 떨어진다는 데 있다. 즉, 대부분의 종양 표지자들은 암의 초기에는 정상이다가 암이 진행된 다음에 증가하기 때문에 암을 조기에 진단하는 데 한계가 있다. 또한 암 이외의 질환이나 고령, 흡연 등에 의해서도 증가할 수 있기 때문에 수치의 증가가 반드시 암을 의미하지 않는다.

종양 표지자의 역할 »

위암에서도 CEA, CA19-9, CA125, TPA, a-FP 등 수많은 종양 표지자가 이용되고 있지만, 위암 환자에서의 양성률이 대부분 10~20%에 불과하므로 조기 진단에는 사용할 수 없다. 그럼에도 불구하고 종양 표지자를 측정하는 까닭은 다음과 같다.

첫째, 수술 전에 측정한 종양 표지자의 수치가 높은 위암 환자의 경우, 그 수치가 낮은 환자에 비해 일반적으로 수술 후 예후가 불량하다. 그러므로 환자의 예후 판단에 유용하다.

둘째, 치료 전에 수치가 높았던 환자도 수술로 암이 제거되거나 항암제 투여로 암이 줄어 들면 수치가 정상 수준으로 떨어질 수 있다. 따라서 치료에 대한 효과 판정에 쓸모가 있다.

셋째, 수술 후 암이 재발하면 정상이던 수치가 증가할 수 있다. 가령 복막 재발 시 CEA나 CA19-9가 증가할 수 있고, 간 재발의 경우 CEA가 증가할 수 있다. 이렇게 추이를 파악하는 데 좋다.

넷째, 드물지만 a-FP 생성 위암과 같은 특이한 종류의 위암은 a-FP 수치가 증가하므로 이를 진단하는 데 쓸모가 있다.

그러나 실제 임상에서는 이와 일치하지 않는 경우도 있기 때문에 종양 표지자는 진단의 보조적인 기능을 수행할 뿐이다.

● 미래의 진단법

생명과학기술이 빠른 속도로 발전하고 있는 것을 고려할 때 각 유전자들의 인체 내 기능이 밝혀진다면, 가까운 미래에 의학자들의 숙원인 한 방울의 피로 암을 조기에 진단할 수 있는 길이 열리게 될 것이다. 이미 DNA 칩이 개발되어 수천 개의 유전자를 초고속으로 분석하는 것이 가능해졌다. 따라서 21세기에는 개인 유전체의 정보를 이용하여 유전성 질환, 당뇨, 고혈압 같은 난치병은 물론 각종 암의 발생을 예측하고 각 개인의 유전자 발현이나 돌연변이를 분석하는 일이 가능해질 것이다. 현재 암과 각종 인체 질환에서 DNA 칩을 이용한 유전자 발현 및 돌연변이에 관한 자료를 축적하는 단계이므로 머지않아 일반 환자를 대상으로 하는 검색법이 나올 것이다.

● 위암의 증상

- 소화가 잘 안 된다.
- 식후 상복부가 거북하고 불쾌하다.
- 명치 끝이 아프다.
- 공복 시 또는 식후에 속이 쓰리다.
- 속이 메스껍고 구역질이 난다.
- 트림을 자주 한다.
- 입 안에서 역한 냄새가 난다.
- 자주 토한다.
- 입맛이 없거나 변한다.
- 음식을 삼키기가 힘들다.
- 피를 토하거나 혈변을 본다.
- 검은 색 대변을 본다.
- 이유 없이 몸무게가 줄어든다.
- 자주 피로감을 느끼고 어지럽다.
- 배에 혹이 만져진다.
- 배가 불러온다.
- 황달이 생긴다.
- 좌측 쇄골 위쪽에 멍울이 만져진다.
- 대변을 보기가 힘들고 가스가 찬다.
- 숨이 찬다.

앞의 항목들은 비교적 초기부터 말기까지 나타날 수 있는 위암의 증상들을 열거한 것으로 대부분의 사람들이 이 중 한두 가지 증

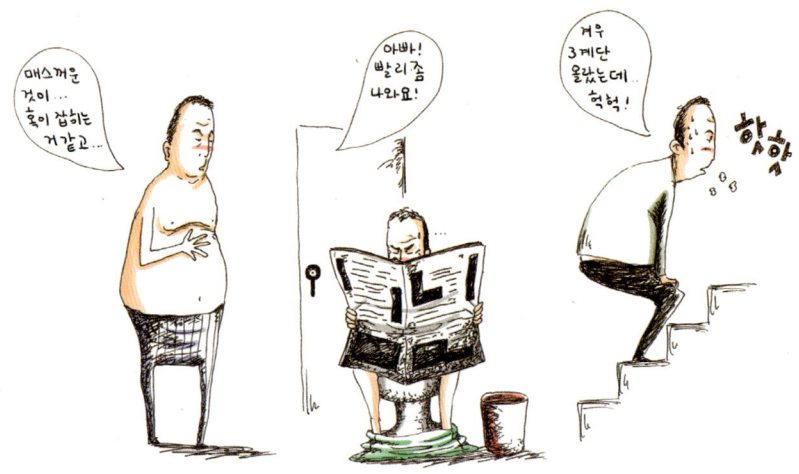

상을 가지고 있거나 경험했으리라 생각한다.

어느 한 가지도 위암 특유의 증상은 아니지만 반복되거나 그 기간이 길어지면 반드시 병원을 찾아가 진단을 받아보는 것이 좋다. 그러나 위암 초기에는 대부분 증상이 없으므로 정기적인 검진을 받는 것이 가장 중요하다.

저자가 위암 환자 1,000명에게 어떤 증상이 있었는지를 물어보았더니 다음과 같은 결과를 보였다.

증상을 전혀 느끼지 못했다(72%) »

정기 건강검진에서 위암이 발견되었거나 주위에 위암 환자가 있어 혹시나 하는 불안감으로 내시경을 받고 위암 진단을 받은 경우이다. 저자가 임상에서 경험한 예를 들면, 58세 남자 환자가 몇 해 전에 손위 누이가 말기 위암으로 사망한 후 해마다 위내시경을 받아오다가 위암이 발견되어 수술을 받았다. 바로 밑의 누이도 오빠가 위암으로 수술을 받자 불안하여 위내시경을 시행하였는데, 역시 위암이 발견되어 일주일 후에 수술을 받았다. 이 두 환자는 모두 조기 위암으로 밝혀져 현재까지 별문제 없이 생활하고 있다.

이와 같이 증상이 없을 때 발견된 위암 환자의 대부분(72%)은 조기 위암에 해당하는 1기로서 수술만으로도 완치를 기대할 수 있었다. 그러나 나머지 환자(28%)는 2기 이상의 진행성 위암으로 밝혀져 병이 상당히 진행되더라도 자각 증상이 없음을 알 수 있었다.

모호한 증상이 있었다(22%) »

이 경우 대부분의 환자들은 식후 소화가 잘 안되거나 위가 무겁고 불쾌한 것이 뱃속이 편치 않았다고 말한다. 어떤 사람은 속이 더부룩하다, 팽만감이 있다, 트림이 자주 나온다고도 한다. 증상의 기간은 대부분 수개월 이내에 생긴 경우가 많으며 수년 이상 지속된 경우도 가끔 있었다.

이런 증상은 흔히 경험할 수 있는 것으로 과음, 과식을 하거나 위염, 위궤양이 있을 때도 나타날 수 있다. 때문에 의사들은 이런 증상들을 모호한, 또는 불명확한 증상으로 분류한다. 모호한 증상으로 병원을 찾은 경우, 증상이 없을 때보다는 적지만 위암 1기가 45%, 2기는 15%의 확률로 밝혀져 비교적 초기에 해당하는 위암이 60% 이상임을 알 수 있다.

통증이 있었다(14%) »

복통은 위암 환자들이 가장 많이 호소하는 증상이다. 그 위치는 위가 있는 상복부이며 흔히 명치 부위라고 한다. 통증은 주로 공복 시에 많이 생기지만 식후에도 나타날 수 있으며 심한 속쓰림에서 참기 힘들 정도의 날카로운 복통까지 다양하게 나타난다. 이러한 통증은 위십이지장 궤양에서 나타나는 것과 비슷하며 식사를 하거나 제산제를 복용하면 일시적으로 사라지기도 한다.

이 시기에 수술을 받은 환자들의 병기는 1기 32%, 2기 16%, 3기 36%, 4기 15%로 상대적으로 진행성 위암이 70% 정도로 많음을 알 수 있다.

몸무게가 줄었다(15%) »

전체 환자의 15% 정도에서 다양한 증상과 함께 체중 감소가 있었다. 이때 체중 감소는 소화불량, 식욕부진, 구토, 통증 등으로 인한 식사량의 감소가 가장 큰 이유이다. 체중 감소의 정도는 1~2kg에서 20kg까지 차이가 크고 기간도 한 달부터 1년에 걸쳐 다양하나 대부분 6개월 이내에 5kg 안팎의 체중 감소가 가장 많이 관찰되었다. 따라서 중장년층 이후의 체중 감소는 암은 물론 당뇨와 같은 성인병을 의심할 수 있는 신호이므로 반드시 병원을 찾아 진료를 받아봐야 한다.

그 밖의 증상들 »

위에서 열거한 증상뿐만 아니라 출혈과 관련된 증상이나 폐색에 의한 증상이 있다. 몸이 나른하다, 쉽게 피곤해진다, 머리가 아프다, 가슴이 아프다, 어지럽다 등이 그것이다. 이런 증상으로 병원을 찾았다가 우연히 위암 진단을 받는 일도 적지 않다.

위암은 악성 궤양이므로 위 점막이 헐면서 출혈이 생길 수 있다. 출혈량이 많으면 선홍색 또는 커피색 피를 토할 수 있으나 양이 적을 경우에는 본인이 자각하지 못한 채 소장과 대장을 거치면서 짙은 검은색 변을 볼 수 있다.

63세의 남자 환자가 응급실로 실려온 적이 있다. 그는 평소 건강하였으나 갑자기 선홍색 피를 토했다. 응급으로 내시경 검사를 해보니 위궤양이 발견되어 지혈과 함께 조직 검사를 시행했다. 며칠 후 조직 검사 결과가 조기 위암으로 판정되어 수술을 받았으며 현재까지 문제없이 지내고 있다. 무증상인 경우와 달리, 이 환자처럼 출혈이 전화위복의 계기가 되기도 한다.

위의 입구인 분문부와 출구인 유문부는 손가락 하나가 통과할 정도로 매우 좁다. 그러므로 분문부에 암이 생기면 음식을 삼킬 때 목에 걸리는 느낌이 있고 음식물을 삼키기가 어려워지며 식후 곧바로 구토가 일어난다.

반면, 유문부에 암이 생기면 일단 위에 음식이 저장되므로 당장 구토 증상은 일어나지 않는다. 그러나 음식물을 십이지장으로 넘기는 데 시간이 걸리므로 위가 부은 듯 묵직하고 더부룩한 증상이 있다. 유문부가 점점 좁아짐에 따라 커지던 위의 용량도 한계가 있으므로 어느 순간부터는 구토와 함께 전혀 식사를 할 수 없는 상태에 이르게 된다.

자각 증상에는 함정이 있다 »

이상의 임상 결과들을 살펴보면 위암의 증상과 진행 정도가 반드시 일치하는 법은 없다. 그러나 증상이 심하고 그 기간이 길어질수록 진행성 위암의 가능성이 커지는 것 또한 사실이다. 자각 증상이란 말 그대로 본인이 느끼는 증상이며, 여기에는 분명한 함정이 도사리고 있다. 그러므로 위암의 증상을 아는 것도 중요하지만 건강하다고 생각할 때 자신의 몸을 정기적으로 점검해보는 것이 더없이 중요하다.

Chapter

02

치료의 길

악천후 속에 가파른 오르막을 오르는 당신의 여행길에는 분명 걸림돌이 많을 것이다. 포기하지 말라. 그리하면 걸림돌은 디딤돌이 된다. 예전과 달라진 당신의 몸과 마음이 그것을 증명할 것이다.

위암 환자의 입원 수술 일정

입원 전

- 내시경 검사(조직검사), 혈액 검사로 위암 여부를 확인한다. CT 검사도 하는데, 림프절 전이, 다른 장기 전이 여부를 알아보기 위함이다.
- 검사 결과는 일주일 정도 후에 나오며, 전화로 설명을 해주거나 병원에 내원해 직접 듣는다. 대략의 수술 일정이 결정된다.
- 코디네이터가 전화로 "다음주 수요일에 수술할 예정이니 화요일에 입원하세요"라고 구체적인 수술 일정을 알려준다. 간혹 협의 진료를 받으라는 안내를 받을 수도 있다. 수술을 진행해도 이상이 없는지 여부를 알아보기 위함이며, 추가 검사 혹은 처치가 필요할 때도 있다.

수술 하루 전

- 입원을 하고 수술 준비를 한다. 조기 위암인 경우에는 내시경을 통해서 암세포가 어디에 있는지 표시를 해두는 작업이 필요하다. 그래서 내시경을 통해 클리핑 시술을 받는다. 보통 입원하는 날 내시경실에 들러 시술을 받고 입원을 하게 된다.
- 금식을 하고 수액 주사를 맞는다. 저녁에 물을 먹고 자정 12시부터 금식한다.
- '마크롤' 같은 캔으로 된 의약품을 마셔서 장 안을 깨끗이 청소한다.

수술 당일

- 수술실에 들어가서 나오기까지는 대략 4시간 정도 소요된다.
- 수술에 앞서 마취 1시간, 수술 2시간, 회복실에서 1시간 정도 지난 후 입원실로 돌아온다.
- 간호사로부터 수술 후 지켜야 할 행동 지침에 대해 설명을 듣는다. 가족들과 간단히 대화를 나눌 수 있고, 옆으로 눕는 등의 움직임이 가능하다. 돌아다닐 수 없으며 침대에서만 움직일 수 있다.
- 무통주사를 맞으며, 통증이 있을 때는 간호사에게 이야기하면 조치해준다.
- 무통주사를 맞는 이틀 동안은 방광이 마비되어 소변을 볼 수 없어서 소변줄을 삽입한다.

수술 다음 날

- 점심 이후부터 운동을 한다. 운동을 해야 무기폐를 예방하고, 장 운동이 가능해지기 때문이다. 금식을 하고 있으므로 수액을 맞는다.
- 혈액 검사를 해서 수술 후 이상은 없는지 상태를 살핀다.

수술 후 둘째 날

- 가스가 나오게 운동을 지속한다.   - 연습 후 소변줄을 제거한다.
- 흉부 X-ray를 찍어서 폐에 가래가 차 있지는 않은지 검사한다.

수술 후 셋째 날

- 복부 X-ray를 찍는다.   - 대개 가스가 나온다.
- 미지근한 물을 먼저 마신다. 빠르면 저녁부터 미음을 먹기도 한다.

수술 후 넷째 날

- 미음을 먹는다.

수술 후 다섯째 날

- 죽을 먹는다.

수술 후 여섯째 날

- 죽을 먹는다.   - 실밥 일부를 뽑는다.

수술 후 일곱째 날

- 퇴원한다.   - 실밥 전부를 뽑는다. 샤워는 실밥을 푼 날로부터 3일 후부터 가능하다.

퇴원 후 일주일째

- 병원에 와서 조직 검사 결과를 듣는다. 향후 치료 계획, 항암 치료 여부, 식사 방법 등에 대해 듣는다. 목욕은 수술일로부터 한 달 정도 후에 가능하다.

위암의 병기

수술 전 병기 설정은 치료의 첫 단추를 끼우는 과정이다. 이후의 모든 치료 단계에 영향을 미칠 수 있기 때문에 매우 중요하다. 그러나 현대의 최첨단 진단 방법을 동원하더라도 수술 전 병기를 완벽하게 판단할 수는 없다. 다만 암을 육안으로 살펴본 소견을 통해 조기 위암인지 진행성 위암인지 진단할 뿐이다.

암의 병기란 암이 진행한 정도를 수치로 표시한 것으로 일반적으로 1기에서 4기까지로 구분하며 수치가 높을수록 그만큼 암이 더 진행된 상태임을 의미한다. 병기를 정하는 이유는 치료 방법 및 방침을 정하고 치료 후 환자의 예후를 예측하기 위해서다. 병기는 암의 임상병리학적 소견과 환자의 예후 등 객관적이고 방대한 데이터를 분석한 많은 연구 결과들의 집약체이므로 가장 믿을 수 있는 예후 인자이다.

현재 위암의 병기 결정은 국제항암연맹(Union for International

Cancer Control/UICC)에서 정한 규칙을 따르고 있다. 이 규칙은 원발 종양, 영역 림프절, 원격 전이의 세 가지 인자로 결정되며, 이를 TNM 분류법이라고도 한다.

TNM 분류법

● 원발 종양(T : Primary Tumor)

T0 : 종양의 증거가 없음

$T1_a$: 종양이 위벽의 점막층까지 침범

$T1_b$: 종양이 위벽의 점막하층까지 침범

T2 : 종양이 근육층까지 침범

T3 : 종양이 장막하층까지 침범

$T4_a$: 종양이 장막층까지 침범했으나 주위 장기로 침범하지 않음

$T4_b$: 종양이 장막층을 뚫고 나가 주위 장기(비장, 횡행 결장, 간, 횡경막, 췌장, 복벽, 부신, 신장, 소장, 후복막)에 침범한 경우

* 암이 식도나 십이지장으로 침윤한 경우는 주위 장기 침범이 아닌 암의 벽 내 진전으로 분류한다.

● 영역 림프절(N : Regional Lymph Nodes)

N0 : 림프절 전이가 없음

N1 : 1개에서 2개까지 림프절에 전이가 있음

N2 : 3개에서 6개까지 림프절에 전이가 있음

N3 : 7개 이상의 림프절에 전이가 있음

● 원격 전이(M : Distant Metastasis)

M0 : 원격 전이가 없음

M1 : 원격 전이가 있음

* 모호한 개념이지만 원격 전이란 위 근처가 아닌 위에서 멀리 떨어진 부위로의 전이를 말한다. 위 주위 림프절 전이는 원격 전이가 아니지만 대동맥 주위나 좌측 쇄골 아래쪽 림프절로 전이가 있으면 원격 전이에 해당한다. 암이 장막층을 뚫고 나와 간에 직접 침윤하면 원격 전이가 아닌 T4에 해당하지만 간에 혈행성 전이가 있으면 원격 전이 M1으로 취급한다.

위암 환자의 병기는 수술 소견과 병리조직 검사에 기록된 T, N, M 세 가지 인자의 조합으로 1기부터 4기까지 나뉘게 된다. 1기의 경우 1A, 1B로 2기의 경우 2A, 2B로 세분되며, 3기의 경우는 3A, 3B, 3C로 나뉜다. 같은 3기라도 3A와 3C는 예후에 상당한 차이가 있다는 뜻이다. 만약 원격 전이가 없고(M0) 암이 위장막을 관통하였으나 주위 장기의 침범은 없으며(T4a), 전이된 림프절 수가 5개

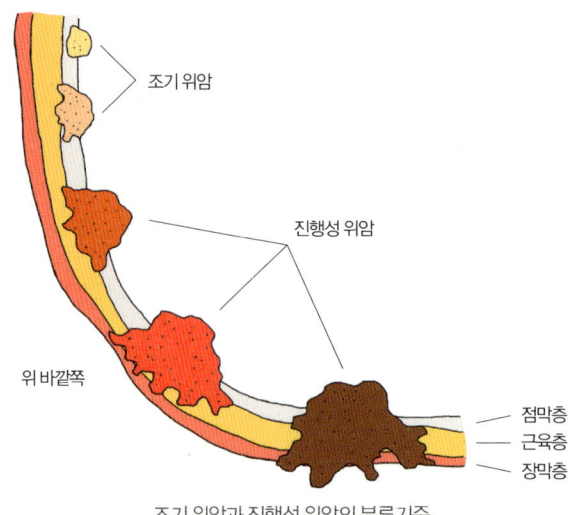

조기 위암과 진행성 위암의 분류기준

인 경우(N2)는 3B에 해당한다.

대개의 경우 T와 N은 밀접한 상관관계를 갖는다. 곧, 위벽 침윤도가 깊어질수록 전이 림프절 수가 많아진다. 따라서 T1N3M0(암이 점막층 혹은 점막하층에 국한되어 있으나 전이 림프절 수가 7개 이상인 경우)와 같은 경우는 매우 드물다. 또한 T4bN0M0(암이 장막층을 관통해 주위 장기 침윤이 있으나 전이된 림프절 수가 0개인 경우)가 될 확률도 희박하다.

수술 전 병기

수술 전 병기 설정은 치료의 첫 단추를 끼우는 과정이다. 이후의 모든 치료 단계에 영향을 미칠 수 있기 때문에 매우 중요하다. 그러나

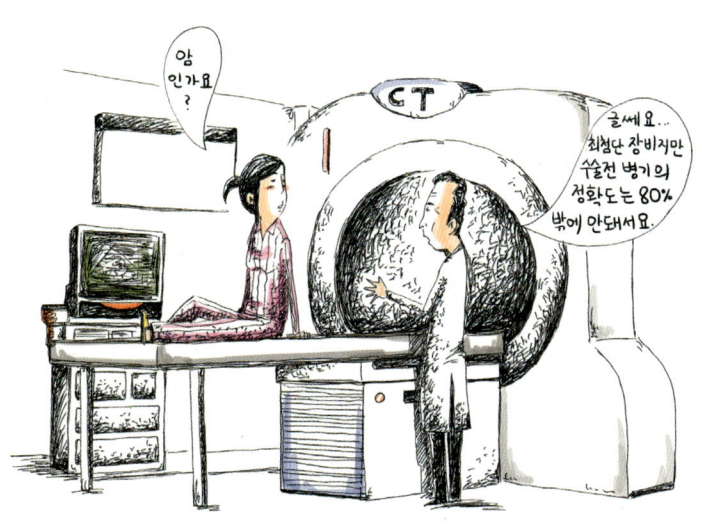

현대의 최첨단 진단 방법을 동원하더라도 수술 전 병기를 완벽하게 판단할 수는 없다. 내시경 검사는 위 점막의 표면 상태를 육안으로 확인하는 것이므로 암이 위벽을 얼마나 침투했는지 알 수 없는 것이다. 다만 암을 육안으로 살펴본 소견으로 조기 위암인지 진행성 위암인지 진단할 뿐이다. 이를 보완하기 위해 내시경을 통한 초음파 검사가 도입되었으나 간접적인 영상이므로 정확도가 아직은 80% 정도에 불과하다.

림프절 전이 여부를 예측하는 것은 더 어렵고 대개의 경우 거의 불가능하다고 할 수 있다. 림프절의 대부분은 크기가 수 mL에 불과하고 암 전이 초기에는 커지지 않기 때문에 초음파, CT, MRI 등의 영상 진단으로는 발견할 수가 없다. 림프절이 1cm 이상으로 커지면 발견할 수 있지만, 과연 암이 퍼져서 커졌는지 혹은 염증성으로 림프절이 커졌는지 구분하기 어렵다.

영상 진단에서 암이 간이나 췌장 등의 인접 장기에 직접 침범한 소견을 보이는 경우에도 수술을 해보면 단순한 염증 반응에 의해 붙어 있는 경우가 있다. 그런가 하면 근치적 목적으로 개복했는데 복강 내에 깨알 같은 암의 파종이 관찰되어 수술을 못하고 배를 닫아야 하는 경우도 있다. 이 역시 수술 전 영상 진단만으로는 암을 발견하기 힘들기 때문이다. 최근에는 불필요한 개복술을 피하기 위해 근치적 절제 여부가 의심되는 진행성 위암 환자를 대상으로 복강경을 이용한 진단을 시행하기도 한다.

이와 같이 수술 전 병기는 수술 소견과 일치하지 않을 때도 있고 수술 후 병리학적 병기와 다를 수도 있다. 하지만 의사들은 가능한 모든 방법을 동원하여 정확한 수술 전 병기를 알아내려고 노력하고 있으며, 더욱 새로운 진단 방법이 개발되면 정확도가 더 높아질 것으로 기대하고 있다.

수술 후 병리학적 병기

수술 전 병기는 수술 시 외과의사가 직접 눈으로 확인함으로써 검증이 이루어지고, 절제된 위와 림프조직은 병리의사에 의해 조직검사가 이루어짐으로써 확진된다. 수술로 절제된 위는 빠른 시간 내에 병리과로 보내지고 병리의사는 조직을 육안으로 관찰하여 검체의 크기, 암의 형태와 특징 등을 상세히 기록한다. 다음 단계로 암 병변의 횡단면을 미세 절단기를 이용하여 수 마이크로미터 두께로 절단한 뒤 슬라이드에 부착하고 염색 처리하여 현미경으로 관찰한다. 대개 암 병변을 중심으로 그 정상 조직까지 수십 장의 절단면이 슬라이드로 제작되어 검사가 이루어지며, 그 결과 암세포의 형태학적 소견, 위벽 침윤도가 결정된다.

다음으로 림프절 검색에 들어간다. 림프절은 위 주위의 대망, 소망, 지방조직 속에 파묻혀 있기 때문에 림프절을 일일이 찾아내는 작업이 필요하다. 대개 근치적 절제가 이루어지면 평균 30~40개의 림프절이 같이 제거되며, 많은 경우 100여 개까지 나올 수 있다. 이렇게 찾아낸 림프절은 위에 기술한 방법대로 절단면을 슬라이드로 만들어 염색한 다음 암세포 전이 여부를 현미경으로 관찰한다. 암세포 전이가 있는 림프절 수를 세어 조직 검사 보고서에 기록함으로써 T, N, M의 병기가 최종적으로 결정된다.

치료 전 마음 준비

암은 불치병이 아니라 난치병이다. 단거리 달리기가 아니라 마라톤과 같은 것이다. 자신의 몸 상태를 살펴가면서 암 극복 의지를 끝까지 굽히지 말아야 한다. 인생이라는 마라톤의 진정한 승자가 될 수 있음을 기억하자.

환자의 마음가짐

● 위암은 불치병이 아니다

위암은 불치병이 아니라 단지 치료하는 데 인내와 시간이 필요한 난치병이다. 위암은 조기 진단과 치료로 완치가 가능하다. 때문에 최근에는 위암에 의한 사망을 '인재'라고 말할 정도다. 그럼에도 불구하고 암 진단을 받으면 대부분의 환자들은 사형선고가 내려진 듯이 절망한다. 암 진단을 받았을 때 사람들은 대체적으로 부정,

분노, 타협, 우울의 4단계를 거친다. "내가 암일 리가 없다"고 강한 부정을 하다가 "왜 나인가" 하고 분노하며 마침내 "나는 암 환자다"는 마음으로 타협을 하다가 치료 단계에 들어서면 재발과 전이에 대한 두려움으로 우울증에 빠져드는 것이다. 환자는 이러한 마음의 변화에 끌려다니지 말고 마음의 주인이 되어야 한다. 모든 것은 마음먹기 달렸다. 환자는 모든 진단 및 치료 과정에 적극적으로 참여하며 '열정적인 암 연구가'가 되어야 한다.

거듭 강조하지만 암은 난치병이다. 단거리 달리기가 아니라 마라톤과 같은 것이다. 자신의 몸 상태를 살펴가면서 암 극복 의지를 끝까지 굽히지 말아야 한다. 암 환자들이 보브 위랜드를 기억했으면 좋겠다. 그는 월남전에서 지뢰를 밟아 두 다리를 잃었지만, 두 손만으로 마라톤에 도전했던 불굴의 사나이다. 정상인이 두세 시간이면 완주하는 42.195km의 마라톤 코스를 무려 일주일 동안이나 기어서 완주했다. 1982년에는 4,454km의 북미 대륙을 단지 두 팔에 의존해 3년 8개월 6일 만에 횡단하기도 했다. 그는 인생이라는 마라톤의 진정한 승자였다. 포기하지 않는 마음으로 도전한다면 위암이라는 마라톤 레이스를 완주하고 소중한 삶을 뜻 깊게 이어갈 수 있을 것이다.

● 스트레스에 굴복하지 마라

많은 환자들이 암 발병의 가장 중요한 원인으로 스트레스를 꼽는다. 스트레스는 암의 진행에도 지대한 영향을 미친다. 스트레스가 암 자체보다도 더 무섭다고 말할 수 있다. 환자는 철저한 자기관리로 최상의 컨디션을 만드는 데 노력해야 한다. 생활의 번잡스러운 요소를 정리하여 단순하게 만들어서 스트레스의 요소를 줄인다. 현재의 여건에서 삶을 즐길 수 있는 영역을 발굴하도록 한다. 병원 복도나 가까운 공원을 산책하는 등 매일매일 조금씩이라도 즐겁고 몸에 이로운 움직임을 멈추지 않는다. 암 환자는 힘이 없더라도 운동을 해야 한다. 가능한 범위 내에서 걷기, 가벼운 운동을 꾸준히 해야 긴 치료 기간을 견딜 수 있는 힘이 생기고 기분도 좋아진다. 땀이 배어나올 정도로 운동을 하는 것도 좋다. 땀을 흘림으로써 활력이 증진되고 노폐물도 배출된다. 음악을 들음으로써 좋은 컨디

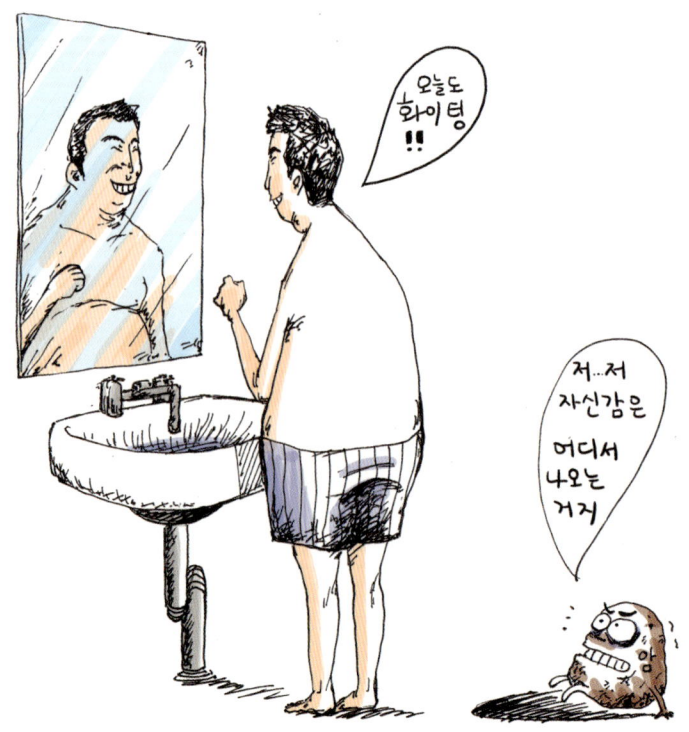

션과 기분 전환을 도모하고 고난을 극복한 사람들의 수기, 위인전 등의 책을 읽으면서 마음의 힘을 키운다.

"세상은 고통으로 가득하지만 한편 그것을 이겨내는 일로도 가득 차 있다"는 헬렌켈러의 말처럼 매사 긍정적인 사고로 임하도록 한다. 긍정적인 사고는 삶의 작은 부분을 고치는 힘을 기른다. 매일 아침, 하루를 시작할 때 거울을 보고 씩씩하게 소리 내어 "모든 것이 다 잘되고 있다! 희망의 가능성은 매일 커지고 있다!"고 자신에게 긍정의 메시지를 외쳐보자. 할 수 있는 한 생활에서 유머를 찾고 완치 후의 삶을 마음껏 구상해본다.

● 최초의 주치의는 영원한 주치의다

위암 환자의 수술 전 상태나 수술 소견, 수술 후 상태를 가장 잘 파악하고 있는 사람은 수술을 집도한 의사이다. 외과의사도 인간이기에 자신이 수술한 환자에게 아무래도 관심이나 애정이 더 가게 마련이다. 주치의가 이른바 최고의 명의는 아닐지라도 환자 자신이 확신을 가지고 선택했다면 그때부터 그는 최고의 의사인 것이다. 의사와 환자 간의 두터운 믿음과 인간관계도 측정할 수 없는 매우 중요한 치료 인자이다.

● 주위에 조언을 구하라

좋은 의사를 선택하려면 환자도 부단한 노력을 기울여야 한다. 무턱대고 큰 병원이나 언론에 보도된 명의를 찾아 나서기 전에 주위 사람들의 조언을 먼저 들을 필요가 있다. 자신의 주위를 둘러보면 반드시 의사나 병원에 관련된 일을 하는 사람을 발견할 수 있을 것이다. 그마저 없다면 위암 수술을 받은 환자도 훌륭한 조언자가 될 수 있다. 소문이나 언론보도보다는 그 의사를 객관적으로 평가할 수 있는 주위 의사나 병원 관계자, 또는 환자들의 의견이 더 중요할 수 있다. 머리부터 발끝까지 모든 수술을 잘하는 외과의사보다는 위암 전문의를 찾아야 한다. 의사의 수술 건수도 중요하다. 적어도 1년에 100회 이상의 위암 수술을 집도하는 외과의사라면 수술 시간, 출혈, 수술 후 합병증이 적을 뿐 아니라 궁극적으로 더 나은 예후를 기대할 수 있다.

보호자의 마음가짐

◉ 환자에게 솔직하라

무조건 쉬쉬 하며 환자 모르게 치료하는 것은 옳지 않다. 환자가 의구심과 두려움을 키워갈 수 있으며 스스로 마음의 준비를 하는 데 방해가 될 뿐이다. 충격이 가더라도 환자에게 되도록 빨리 자신의 상황을 이해하고 치료에 적극적으로 동참할 수 있도록 해주는 것이 바람직하다.

◉ 변함없는 정서적 지지자가 되라

힘들 때 변함없이 곁을 지켜주는 정서적 지지자는 환자에게 커다란 안정감을 준다. 환자가 느끼는 고통과 슬픔을 굳이 설명하지 않아도 묵묵히 마음으로 안아주고 이해해주는 사람의 존재는 그 자체가 위안이요 격려인 것이다. 어린 왕자가 "사막이 아름다운 것은 어딘가에 우물이 숨어 있기 때문"이라고 말했던 것처럼, 우리네 삶에서 희망이 사라지지 않는 것은 격려가 존재하기 때문이다. 격려는 사막처럼 외롭고 두려운 투병생활에서 맑고 시원한 우물물이 되어준다. 커다란 용기와 의욕이 솟아나도록 북돋워주는 격려는 거창한 것이 아니다. 따뜻한 마음이 담긴 위안의 말 한 마디가 힘난한 투병의 길을 걷는 환자의 지친 마음에 꽃을 피우고 쓰러진 영혼에 별을 밝히기도 한다.

● 밝은 표정을 잃지 마라

사랑은 힘이 세다. 매일매일 사랑의 인사를 받고 자란 식물의 꽃은 더욱 탐스럽고 생명력이 강하다. 사랑 받고 자란 사람의 얼굴은 생기가 가득하다. 사랑의 에너지가 몸에 흐를 때 면역력은 힘을 발휘한다. 때문에 아픈 환자의 곁을 지키는 사람은 억지로라도 애정 어린 밝은 표정을 잃지 말아야 한다. 근심과 걱정 어린 표정은 환자에게 두려움과 뭔가 잘못되어 가고 있다는 절망의 메시지로 다가올 수 있다. 오 헨리의 『마지막 잎새』에 나오는 주인공 존시가 병상에서 생의 의지를 잃지 않았던 것은 이웃 무명화가가 눈보라 속에 그려 넣은 한 장의 담쟁이 잎 때문이었다. 추운 날씨에도 아랑곳하지 않고 생명력을 발산하는 담쟁이 잎처럼 보호자는 커다란 힘을 주는 밝은 표정을 간직해야 한다.

● 마음을 담은 편지와 카드를 건네자

스트레스 해소의 일차적 방법은 대화이다. 위암은 환자의 몸과 마음에 극심한 스트레스로 작용한다. 이때 마음을 터놓고 지내는 사람과 나누는 진솔한 대화는 스트레스를 줄여준다. 인생이라는 여행을 가치 있게 만들어주는 것은 인생의 여정에서 만난 좋은 사람들과의 대화이다. 대화는 혼자서는 살아갈 수 없는 여린 인간의 마음과 마음을 이어주는 끈이며 상처를 치유하는 마음의 약이라고 할 수 있다.

따뜻한 마음이 담긴 편지와 카드는 생각날 때마다 꺼내보며 힘을 얻을 수 있는 비상약과 같은 것이다. 늘 얼굴을 대하는 환자라도 일주일에 한 번 정도 환자에게 격려의 편지를 보내주는 것이 어떨까. 이때 필요한 것은 그 사람이 미처 모르고 있던 그 사람의 장점과 잠재력을 알려주는 것이다. 따뜻한 충고도 곁들이면 좋겠다. 편지가 부담스럽다면 영혼을 치유하는 시집 한 권을 선물하는 것도 방법이다.

병원에서 허락하는 경우라면 꽃을 선물하는 것도 좋다. 미국 뉴저지 주립 럿거스대학교 심리학과 지넷 해빌랜드 존스 교수 연구팀은 누구에게나 꽃을 주면 화색이 돌며 얼굴 가득 기쁨이 넘치는 미소를 짓는다는 연구 결과를 내놨다. 꽃은 우리의 시각, 후각, 촉각 등 여러 감각에 영향을 끼쳐 정서를 일으키는 강한 자극제라고 할 수 있다. 특히 꽃향기에 있는 페로몬 같은 화학 성분이 인간의 좋은 감각을 작동시킨다.

수술 전 검사와 처치

암은 여러 가지 요인이 복합적으로 작용한 결과다. 때문에 수술에 앞서 철저한 사전 점검으로 만전을 기해야 한다. 수술이 결정되면 환자가 마취나 수술을 무사히 견딜 수 있을지 점검하기 위해 여러 가지 검사를 한다. 환자의 몸은 각기 다르며 수많은 특징을 지녔다. 이런 특징을 파악하는 유비무환의 자세는 수술 전후에 있어서 엄격히 지켜져야 한다.

과거력 및 가족력 조사

검사에 앞서 의사는 환자의 과거 병력에 대해 꼼꼼하게 묻고 환자도 자신의 병력을 상세히 답해야 한다. 결핵, 천식이나 간염을 앓은 적이 있는지, 당뇨나 고혈압으로 치료를 받고 있는지, 과거에 약물에 대한 부작용이 있었는지, 수술을 받았거나 기타 질환으로 입원한 적이 있는지 등을 밝혀야 한다. 또한 가족의 병력도 중요하다. 우리나라에는 결핵과 B형 간염의 가족 내 이환율이 높기 때문에 이에 대한 철저한 조사가 필요하다.

특히 위암 환자의 경우 조부모, 부모를 포함해 4촌 이내의 친가에 위암을 포함한 다른 암 병력이 있었는지 자세히 알아야 한다. 음주와 흡연 여부도 매우 중요하다. 의사에게 자신의 음주와 흡연의 횟수, 양, 습관 등을 자세히 밝혀야 한다.

폐 기능 검사

위암 수술은 전신마취 후 진행된다. 전신마취는 근육이완제를 주사하여 자발적 호흡을 완전히 차단한 다음 기도 내로 튜브를 밀어넣고 이 튜브를 통해 산소와 흡입 마취제를 공급함으로써 마취가 이루어진다. 수술 중에는 의식이 전혀 없고 인공호흡기에 의존하게 되므로 수술 전 폐 기능 검사는 필수적이다. 병력 청취, 흉부 X-ray 촬영은 기본이고 객담 검사, 폐 기능 검사, 흉부 컴퓨터 단층 촬영, 기관 내시경 등의 정밀 검사가 필요한 경우도 있다.

흡연자는 최소한 수술 3주 전부터 금연을 해야 합병증을 줄일 수 있다는 보고가 있다. 담배를 피우면 가래가 많아지기 때문에 마취하는 동안 기관지에 가래가 쌓일 수 있고 수술 후 가래를 뱉지 못해서 무기폐나 폐렴이 발생할 수도 있다. 만성 폐쇄성 폐질환(COPD)이 있거나 고령인 환자들도 폐 기능이 떨어져 있으

> **TIP 객담**
> 가래라고도 하며, 기관지나 폐에서 유래되는 분비물로서 정상인에게서도 하루에 100ml 정도 분비된다. 하지만 무의식적으로 삼키므로 객담을 느끼지 못하고 지내는 것이 보통이다.

므로 수술 후 합병증 발생 가능성이 높다. 따라서 수술 전에 호흡 훈련기 등을 이용하여 심호흡을 잘 할 수 있게 교육을 실시한다.

심혈관 검사

심혈관 검사에서는 혈압과 맥박 측정, 심전도 검사가 가장 기본적으로 이루어진다. 고혈압은 평소에 항고혈압제를 복용하여 조절이 잘 되는 환자는 큰 문제가 없으나 혈압 치료를 전혀 하지 않았거나 불규칙한 약 복용으로 조절이 안 되는 경우에는 수술 전에 혈압 조절을 해야 한다. 협심증 증세가 있거나 심전도에 이상이 있으면 운동부하 검사를 해서 관상동맥 질환 여부를 조사한다. 필요에 따라 관상동맥조영술을 시행하기도 한다. 만약 관상동맥이 좁아져 있으면 수술 후 심근경색증이 올 수 있으므로 관상동맥을 넓히는 시술이나 관상동맥우회술을 먼저 시행할 수도 있다. 심장이 불규칙하게 뛰는 부정맥도 수술에 영향을 미칠 수 있으므로 철저하게 대비해야 한다.

　관상동맥 질환이 있거나 심장수술을 받은 환자는 아스피린, 쿠마딘과 같은 항응고 약물을 투여해 혈관 안의 피가 응고되는 것을 막아주는 치료를 받는 경우가 많다. 특히 아스피린은 널리 알려진 소염·진통 효과 외에도 혈소판의 작용을 억제하여 항응고 작용을 하는 것이 밝혀져 고혈압과 같은 심혈관 질환의 위험 인자가 있는 사람들에게 혈전이 생기는 것을 방지할 목적으로 사용되기도 한다. 최근에는 대장암 예방에 효과가 있다는 것이 추가로 밝혀지면

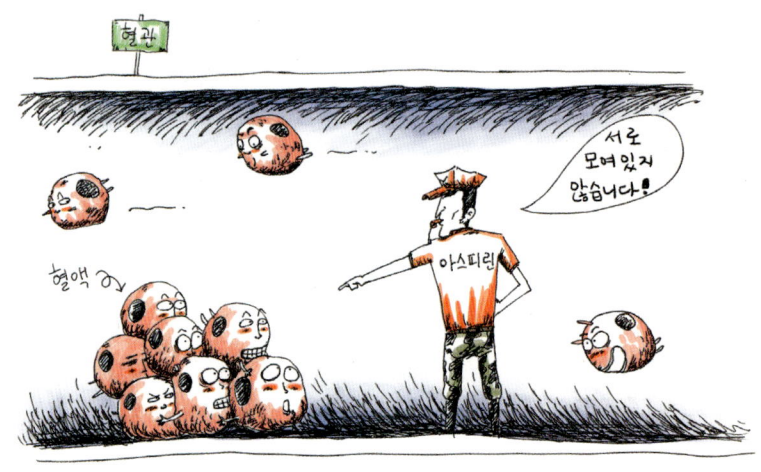

서 아스피린을 복용하는 경우가 늘고 있다.

그러나 아스피린의 혈소판에 대한 기능 억제는 해독제가 없어서 아스피린을 중단하더라도 체내에서 다시 생성된 혈소판들이 응고 작용을 할 수 있을 때까지 시간이 필요하다. 따라서 아스피린을 복용하는 환자가 수술할 경우 출혈의 위험이 있기 때문에 일반적으로 수술 일주일 전부터 아스피린 복용을 중단해야 한다. 수술 후 음식을 먹을 수 있게 되면 다시 약을 복용해도 괜찮다. 반면, 쿠마딘은 작용 기간이 3일로 짧고 비타민 K로 해독할 수 있다. 따라서 쿠마딘을 복용하고 있더라도 응급수술이 필요한 경우에는 비타민 K를 사용 후 수술한다. 응급수술이 아닌 경우에는 쿠마딘을 끊고 작용 기간이 짧은 항응고제인 헤파린을 정맥주사로 투여하여 혈전 생성을 예방하다가 수술 8시간 전에 투여를 중단한 후 수술을 할 수 있다. 수술 후 출혈의 위험이 없으면 다시 헤파린을 사용하다가 음식을 먹을 수 있게 되면 쿠마딘을 복용할 수 있다.

간 기능 검사

흡입 마취제는 폐의 모세혈관에 흡수되어 혈류를 따라 중추신경계에 이르러 마취 효과를 일으킨다. 마취제가 다시 혈류를 따라 간에 도달하면 간의 대사작용에 의해 비독성 물질로 분해되어 소변으로 나온다. 이렇듯 흡입 마취제는 어느 정도 간독성을 지닌다. 예전에는 흡입 마취제의 간독성이 문제가 되기도 했다. 요즘에는 독성이 적은 마취제가 많이 개발되었다. 그러나 간 기능에 이상이 있으면 간독성으로 인한 간염 등의 부작용이 생길 수 있다.

간 기능 검사는 SGOT, SGPT, 감마 GT 수치를 보는 혈액 검사와 B형, C형 간염 검사가 있다. 평소에 술을 자주 마시는 환자는 감마 GT 수치가 높고 지방간이 동반할 경우 SGOT, SGPT 수치가 올라갈 수 있다. 따라서 수술 전 반드시 금주를 해야 한다. 필요한 경우에는 간치료제를 복용하여 수치를 떨어뜨린 후 수술을 진행한다.

B형 간염 바이러스는 현재 우리나라의 큰 보건 문제이기도 하다. 이 바이러스는 혈액, 정액과 같은 체액을 통해 감염된다. 임신 중 모체로부터 태아에게 감염되는 수직감염이나 수혈, 주사침 등을 통한 감염이 대부분이다. B형 간염 바이러스에 감염되면 크게 세 가지 경로를 취한다.

첫째, 대부분의 건강한 사람들은 면역 기능이 발동되어 항체가 생성됨으로써 바이러스를 퇴치한다. 이 과정에서 황달 같은 급성 간염 증상이 나타날 수 있지만 감기 몸살 정도의

TIP B형 간염 바이러스
이 바이러스는 혈액, 정액과 같은 체액을 통해 감염된다. 따라서 임신 중 모체로부터 태아에게 감염되는 수직감염이나 수혈, 주사침 등을 통한 감염이 대부분이다.

가벼운 증상이 나타나거나 증상이 전혀 없을 수도 있어 대부분 자신도 모르는 사이에 병이 치유된다. 이런 사람들은 혈액 검사상 항원은 없고 항체만 발견된다.

둘째, 급성 감염기를 거쳐 간염은 치유되었지만 바이러스를 몸 속에 지니게 되는 보균자가 될 수 있다. 감염 후 약 5% 정도가 이런 보균 상태로 진행되며 혈액 검사를 하면 항체는 없고 항원인 바이러스만 발견된다. B형 바이러스 보균자는 간 기능은 정상이지만 감염 가능성이 있는 상태이기 때문에 몸의 면역 기능이 저하되면 간염으로 발전할 수 있다. 보균자의 혈액 속에는 바이러스가 존재하므로 주사 등에 의해 타인에게 감염되지 않도록 주의해야 한다.

셋째, 만성 간염으로 진행될 수 있다. 약 2~4%는 만성 지속성 간염으로, 2~4%는 만성 활동성 간염으로 진행된다. 이 경우 간경화나 간암으로 발전할 가능성이 높으며 실제로 우리나라 간경화나 간암 발생의 중요한 원인이다.

C형 간염 바이러스도 B형과 유사한 감염 경로와 임상 경과를 취하므로 수술 전에 반드시 혈액 검사를 통해 바이러스 감염 여부를 조사해야 한다.

신장 기능 검사

신장은 우리 몸의 노폐물을 소변으로 만들어 배출하며 수분과 전해질을 조절해 주는 중요한 기관이다. 따라서 수술 전에는 반드시 소변 검사를 실시하여 혈뇨나 단백뇨 등이 있는지 조사하고 혈액 검사로 BUN과 크레아티닌 수치를 측정하여 신장 질환이 있는지 점검한다.

수술을 하게 되면 다량의 수액제가 투여되기 때문에 신장 기능 이상으로 수분 배출이 제대로 이루어지지 않는 경우 수술 후 폐에 물이 차는 폐부종이나 전신부종이 나타날 수 있다. 또한 수술 전후로 항생제를 비롯한 여러 가지 약물이 투여되고 이러한 약물들 중 대부분은 신장으로 배출되므로 어느 정도 신독성을 지니고 있다. 수술 환자의 신장 기능에 이상이 있다면 약물 투여를 최소화하거나 신독성이 적은 약물을 선택해야 한다.

빈혈과 수혈

혈액은 모든 장기의 세포에 산소, 영양분, 호르몬 등을 공급할 뿐 아니라 감염에 대한 방어 및 독소와 노폐물을 운반하는 기능을 가지고 있다. 혈액세포는 적혈구, 백혈구, 림프구, 혈소판으로 구성되어 있으며 골수에서 조혈 과정을 거쳐 혈관으로 옮겨진다.

헤모글로빈이라고 하는 혈색소가 들어 있는 적혈구는 혈액이 폐를 지날 때 산소를 받아서 모든 장기와 조직에 공급하는 역할을 한다. 또한 말초장기의 세포에서 대사산물로 나오는 이산화탄소를 운반하여 폐에서 산소와 교환하여 다시 우리 몸에 공급한다. 정상 혈색소의 수치는 남녀 모두 12~17g/dL로 이보다 낮은 경우 빈혈이라고 한다. 수술을 위해서는 혈색소가 최소 8g/dL 이상 유지되어야 한다. 이보다 낮은 혈색소로는 수술 중 충분한 산소 공급이나 수술 후 상처 치유 등의 원활한 회복을 기대하기 힘들기 때문이다. 위암 환자의 경우 자신도 모르게 위암 병변으로부터 출혈이 있어 빈혈이 생길 수 있기 때문에 수술 전에 빈혈 교정을 위한 수혈이나 철분제 투여가 필요할 수 있다.

> **TIP 헤모글로빈**
> 혈색소가 들어 있는 적혈구이며, 혈액이 폐를 지날 때 산소를 받아서 모든 장기와 조직에 공급하는 역할을 한다. 또한 말초장기의 세포에서 대사산물로 나오는 이산화탄소를 운반하여 폐에서 산소와 교환하여 다시 우리 몸에 공급한다.

수혈에 따른 부작용으로 수혈을 꺼리는 환자들이 있다. 실제로 수혈은 부적합한 ABO 혈액형의 피를 수혈해서 생기는 사고에서부터 장기간의 냉장보관으로 인해 파괴된 혈액세포의 수혈로 인한 오한, 발열, 저혈압, 출혈 소견, 에이즈나 간염 등의 감염 가능성 등의 부작용에 이르기까지 여러 위험이 따른다. 또한 수혈은 면역력을 저하시킬 수 있다. 이같은 부작용은 신장이식 수술을 받은 환자 중 수혈을 받은 경우 면역기능이 저하되어 거부 반응이 감소되었다는 사실이 밝혀지게 되면서 알려졌다. 암 환자의 경우는 수혈이 수술 전후 환자의 면역 기능을 저하시켜 암의 성장을 오히려 촉진시킬 수 있다는 연구가 많다.

저자가 위암 환자를 대상으로 수혈군과 비수혈군으로 나누어 추적 관찰한 결과, 비수혈군의 생존율이 수혈군에 비해 높다. 이런 결과를 토대로 저자는 무수혈 수술을 하기 위해 노력하고 있다. 최근에는 조혈 기능을 촉진시키는 약제가 개발되어 임상실험을 계획하고 있으며, 좋은 결과가 나오면 적극적으로 임상에 적용할 예정이다.

당뇨병과 비만

수술에 대한 고정관념 중 하나가 당뇨병 환자는 수술을 받으면 안 된다는 것이다. 물론 이런 생각이 완전히 근거가 없는 것은 아니다. 당뇨병은 췌장에서 분비되는 인슐린이 부족하거나 인슐린이 당을 제대로 분해하지 못함으로써 혈당이 올라가는 병이다. 당뇨병 환자는 면역 기능이 저하되어 감염이 잘 되고 상처나 염증이 생기면 치유가 잘 되지 않는다. 평소 혈당 조절을 잘 하지 않을 경우, 고혈압, 심혈관 질환, 신장 질환 등의 합병증이 생길 수 있고, 이 경우 수술의 위험은 더 커질 수 있다. 그러나 당뇨병은 수술 후 합병증 발생을 증가시킬 수 있는 요인 중 하나이지 수술을 할 수 없게 만드는 병은 절대 아니다. 수술 전에 당뇨병 환자는 매일 혈당을 점검하여 공복 시 혈당이 100~200mg전후로 유지되도록 치료하고 수술 후에 혈당 조절을 잘 하면 된다.

외과의사에게는 당뇨병보다는 비만이 더 부담스럽다. 비만은 당뇨, 고혈압, 고콜레스테롤혈증, 심혈관 질환 등의 성인병 유병률이 높고 피하지방과 복강 내 지방 축적이 많아 수술 시 출혈이 많고 수술 시야도 좋지 않다. 저자의 경험으로는 여자보다 남자의 비만이 더 심각하다. 여자 비만 환자의 경우 피하지방이 많고 복강 내에는 지방이 적은 경우가 대부분이다. 하지만 남자의 경우는 겉으로 보기에 뚱뚱해 보이지 않더라도 막상 개복을 해보면 내장지방 축적이 많아 수술 시야가 아주 깊어져 애를 먹는 경우가 많다.

위암 수술

"위암은 약물로 치료가 불가능하고 수술만이 완치를 기대할 수 있는 유일한 방법입니다"라는 말에는 여러 가지 뜻이 포함되어 있다. '완치를 기대할 수 있는' 이란 말에는 "수술을 하더라도 100% 완치는 힘들다. 위암의 완치율은 대략 73% 정도이며, 반드시 수술이 선행되어야 한다. 수술 이외의 다른 치료로는 완치가 불가능하다"는 뜻이 포함되어 있다.

위암 수술은 20세기 초반까지만 해도 수술 후 사망률이 40%에 이를 정도로 매우 위험한 수술이었다. 그러나 의술의 비약적인 발전에 힘입어 오늘날 위암 수술은 합병증 10~20%, 사망률 1~2%대에 이를 만큼 안전해졌다.

암 치료의 원칙은 두말할 나위 없이 우리 몸에 발생한 모든 암세포를 제거하는 것이다. 수술이나 항암제 투여, 방사선 치료, 면역 요법, 유전자 치료 등은 모두 이러한 암 치료 원칙을 수행하고자 하는 수단이다. 백혈병과 같은 혈액암은 수술로 제거할 수 없으므로 항암제 투여가 치료의 원칙이 된다. 위암, 대장암과 같은 고형암은 수술로 제거하는 것이 원칙이다.

저자가 위암 환자나 보호자에게 확실하게 말하는 것이 있다. "위암은 약물로 치료가 불가능하고 수술만이 완치를 기대할 수 있는 유일한 방법입니다"라는 것이다. '완치를 기대할 수 있는'이란 말에는 많은 뜻이 들어 있다. 곧 수술을 하더라도 100% 완치는 힘들다. 그렇지만 2013년 암 등록자료에 의하면 현재 위암의 완치율은 대략 73% 정도이며, 이는 반드시 수술이 선행되어야 가능한 수치다. 수술 이외의 다른 치료로는 완치가 불가능하다는 뜻이 포함되어 있다.

맞춤치료

근치적 위절제술이란 원발암(原發癌)으로부터 충분한 거리를 두고 위를 절제하고 원발암이 배액되는 림프관 및 림프절을 모두 제거하는 수술법을 말한다. 암이 발생한 부위로부터 암이 확산되거나 전이될 수 있는 통로와 영역을 가능한 한 모두 제거하는 것이다.

20세기 초에 확립된 근치적 위절제술의 핵심은 수술 후 환자의 삶의 질을 고려하기보다 일단 몸 안의 암세포를 모두 제거하는 것이었다. 따라서 한때는 암의 위치에 상관없이 위를 모두 절제하는 수술이 이루어지기도 했다. 림프절도 대동맥 주위까지 모두 절제하거나 좌측 상복부에 위치한 모든 장기를 덜어내는 광범위한 확대 지향적 수술이 시행되기도 했다. 그러나 확대수술로 위암 환자들을 완치시킬 수 있으리라는 외과의사들의 기대는 빗나갔다. 확대수술을 받은 환자의 합병증이나 사망률이 높았고 삶의 질도 나빴으며 생존율은 기대만큼 향상되지 않았다.

이후 수많은 위암의 연구 결과들을 토대로 최근에는 위암의 치료가 점차 축소지향적으로 진행되었다. 축소수술이란 위의 기능을 최대한 보존하거나 복강경이나 로봇을 이용하여 덜 째고 덜 자르는 수술을 말한다. 유문보존위절제술, 국소절제술, 구역절제술, 근위부위절제술 등이 이에 해당하며 병소의 위치, 림프절 절제의 범위와 충분한 절제연의 확보를 고려하여 시행한다. 물론 이런 경향은 조기 위암 환자의 증가가 가장 큰 이유였다.

저자는 최근 위암 치료의 경향을 '맞춤 치료'라고 부르고 있다. 이는 환자의 상태, 병의 진행 정도, 의사의 치료 능력 등을 모두 고려하여 각 개인에 가장 적합한 치료를 하는 것을 뜻한다.

> **TIP 맞춤 치료**
> 환자의 상태, 병의 진행 정도, 의사의 치료 능력 등을 모두 고려하여 각 개인에 가장 적합한 치료를 하는 것을 뜻한다.

예컨대 아주 초기에 발견된 위암은 내시경이나 복강경 수술도 고려할 수 있고, 위 절제를 하더라도 최소한의 림프절 절제나 기능 보전을 우선적으로 고려하여 치료 방침을 정한다. 어느 정도 진행된 위암은 충분한 림프절 절제를 포함한 근치적 위절제와 수술 후 보조 항암요법을 시행하거나 전신 상태가 좋지 않은 고령 환자에게는 수술 후 부작용이 적은 경구용 항암제를 투여한다. 다른 장기에 전이가 동반된 진행성 위암은 수술보다는 항암제 치료나 방사선 치료를 먼저 고려한다.

이렇게 선택적으로 이루어지는 위암 수술에 있어 단 하나 변치 않는 원칙은 '수술의 치료 가능성을 손상시키지 않고 수술 후 삶의 질을 극대화하는 것'이다. 사실 이 두 가지 원칙은 동전의 양면과 같이 동시에 만족시킬 수는 없으나 최선의 절묘한 조합을 만들어 내는 것이 외과의사의 몫이다.

수술

위암 수술은 위 절제, 림프절 절제, 위 절제 후 소화관 재건술로 이루어지며 절제 범위 및 재건술식의 선택은 여러 가지 면을 고려하여 그 환자에게 가장 적합한 방법으로 결정된다. 주변 장기에 침범이 있는 경우에는 합병절제를 시행할 수 있다.

● 위 절제

수술 전 검사 결과와 수술 중 육안으로 확인된 암의 위치 및 진행 정도에 따라 위의 어떤 부위를 얼마만큼 절제하는지 정한다. 암이 위의 하부나 중부에 위치하면 아래쪽 위의 2/3 정도를 절제하는 위아전절제술(胃亞全切除術)을 시행한다. 반대로 암이 상부에 위치하거나 중상부에 걸쳐 있으면 위 전체를 절

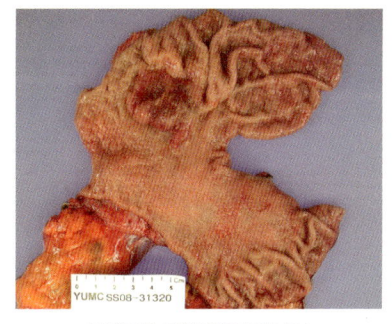

암세포를 포함해 절제된 부분

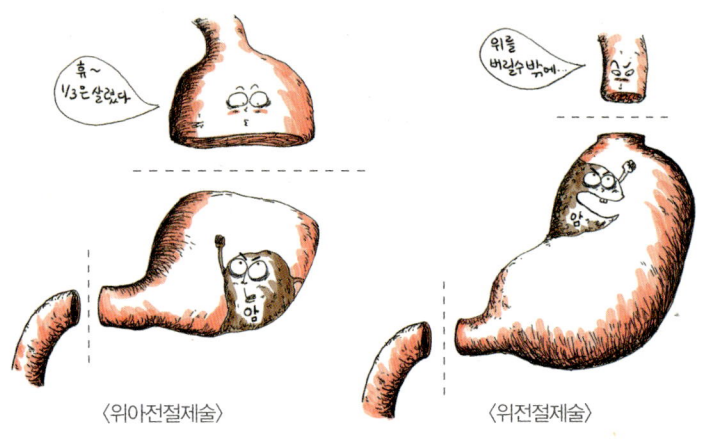

〈위아전절제술〉　　〈위전절제술〉

제하는 위전절제술(胃全切除術)을 일반적으로 시행한다. 최근에는 암이 위 위상부에만 국한되어 있을 경우 위쪽 2/3가량을 절제하고 아래쪽 1/3 정도의 위를 남기는 근위부 위절제술을 시행하기도 한다.

　암의 실제 크기보다 많이 제거하는데 그 까닭은 암의 여러 성장 형태 중 위벽을 따라 주위로 퍼져나가는 '벽내 진전' 때문이다. 위를 많이 남기기 위해 너무 암 가까이에서 위를 절제하다 보면 위나 식도에서 암이 재발할 가능성이 높아진다. 따라서 암의 경계부로부터 식도 쪽으로는 5cm 정도의 안전거리를 확보해야 하며 십이지장 쪽으로는 유문륜으로부터 약 2cm 정도 안전거리 확보가 필요하다. 진행암의 경우 보통 크기가 5cm 정도이고 소만부에 많이 발생하므로 여기서 아래위 쪽으로 충분한 안전거리를 확보한다면 12cm 정도 길이의 위 절제가 이루어지고 이는 2/3 이상 절제되는 셈이다.

조기 위암은 암의 크기가 작고 벽 내 진전이 초기 단계이므로 2cm의 절제로 충분하다. 그러나 육안으로 충분한 절제연을 확보하였다고 하더라도 의심스러운 경우에는 반드시 양측 절단면에 암세포가 없는지 냉동절편을 현미경 검사로 확인해야 한다. 최근에는 조기 위암의 경우 내시경 절제술이나 축소수술에 대한 치료결과가 많이 보고되고 있다.

○ 림프절 절제

암이 위벽을 넓게 또는 깊게 침범할수록 위 주위 림프절에 암세포가 확산될 가능성은 높아지며, 대개 위에서 가까운 림프절로부터 먼 림프절로 단계적으로 확산된다. 그러나 가끔은 위암 병변으로부터 멀리 떨어진 림프절에 암세포 전이가 먼저 일어날 수도 있는데 이를 '도약 전이'라고 한다. 조기 위암의 경우 점막의 2~5%, 점막하암의 15~25%에서 림프절 전이가 관찰되며, 위 주위의 1군 림프절에 암세포가 전이되어 있는 경우가 대부분이다. 그러나 진행성 위암은 2군, 3군 림프절까지 암세포가 퍼져 있을 가능성이 높다. 3군 림프절까지 전이되었다면 혈행성 전이와 마찬가지로 암이 이미 전신적으로 확산된 것으로 본다.

위암 병변으로부터 얼마나 떨어져 있는 림프절에 전이가 있는지를 기준으로 암의 진행 정도를 결정하는 방법이 수년 전까지 림프절 병기 분류 방법으로 사용되었다. 그러나 분류 방법이 너무 복잡하고 객관성이 떨어진다는 문제점이 제기되어 1997년 국제항암연맹에서는 림프절 병기를 전이된 림프절 수로 표시하는 분류법으로 개정했다. 이는 위에서 멀리 떨어진 림프절로 암이 확산될

> **TIP 도약 전이**
> 가끔 위에서 멀리 떨어진 림프절에 암세포 전이가 먼저 일어나기도 하는데 이를 '도약 전이'라고 한다. 위에서 멀리 떨어진 3군 림프절까지 전이되었다면 혈행성 전이와 마찬가지로 암이 이미 전신으로 확산된 것으로 본다.

수록 전이되는 림프절 수도 증가한다는 연구 결과에 따른 것이다.

그렇다면 위암 환자에서 림프절 절제의 범위는 어떻게 결정되는가? 과연 림프절 절제를 함으로써 환자의 예후가 향상되는 것인가? 이에 대한 대답은 아래에 기술하였다.

림프절 전이는 전신적인가 국소적인가? »

영역 림프절에 대한 전통적 개념은 원발암에서 떨어져 나온 암세포가 림프절에서 여과됨으로써 전신적인 확산이 방지된다는 것이다. 이 개념에 기초하여 악성 종양 수술은 암이 발생한 장기에 대한 수술이 아니라 림프배액의 해부학적 체계에 대한 수술이라는 주장도 있다. 그러나 많은 악성 종양과 영역 림프절 전이의 관계에 대한 기초 연구 결과, 림프절의 암세포 여과 기능이 효과적이지 못하며 암세포가 림프절을 거치지 않고 직접 혈행성 전이를 일으킬 수도 있다는 사실이 밝혀졌다.

유방암에 대한 여러 연구 결과, 유방 절제와 함께 겨드랑이 림프절 절제를 하더라도 병의 재발이나 예후에 영향을 미치지 않았다. 또한 림프절 전이가 거의 없는 연부육종이나 여포상 갑상선암은 예후가 나쁜 반면, 림프절 전이가 잘 되는 유두상 갑상선암의 예후가 좋다는 임상연구 결과를 통해 영역 림프절 전이는 숙주와 암과의 생물학

> **TIP 혈행 血行**
> 혈관을 따라 피가 흘러가는 혈액 순환

적 작용에 따른 현재의 지표이지 암 환자의 생존을 좌우하는 기준이 아님을 확인했다. 미국과 유럽에서는 림프절 전이를 전신적 질환으로 간주하여 림프절 절제의 효과에 대해 비관적인 시각을 가지고 있으나, 한국과 일본의 의사들은 림프절 전이가 전신적 질환을 의미하는 것이 아니기 때문에 체계적인 림프절 절제술을 시행함으로써 치료 효과를 높일 수 있다는 견해를 갖고 있다.

림프절 절제의 적절한 범위는? »

과거 림프절 절제 범위를 정하는 데 있어 동서양 의사들의 시각차는 뚜렷하였다. 유럽이나 미국에서는 림프절 절제를 하지 않는 D0 술식이나, 1군 림프절만 제거하는 D1 술식을 주로 시행하였는데 그 이유는, 1군과 2군 림프절을 모두 절제하는 D2 술식이 D1 술식에 비해 좋다는 확신이 없고, 위암 환자가 상대적으로 적게 발생하는 서양의 경우 의사들의 위암 수술 경험이 적어 수술 후 합병증이 많았기 때문이었다. 더욱이 영국과 미국에서 각각 시행하였던 대규모 전향적 연구에서 D1 술식과 D2 술식의 치료 성적을 비교하였는데, 그 결과 예후에 큰 차이가 없으며 D2 술식에서 합병증이 많이 발생한 것으로 나타났다. 따라서 서양에서는 D1 술식을 표준으로 시행하였다. 실제로 D2 술식을 시행하기 위해서 2군 림프절까지 철저하게 절제하려면 부교감신경인 미주신경의 절단이 불가피하며 내장동맥 부근의 교감신경계가 같이 절단된다. 때로는 비장동맥 주위의 림프절을 청소하기 위해 비장이나 췌장의 일부를 절제하기도 한다. 이처럼 암 전이 가능성이 있는 림프절을 철저히 제거하려면 어느 정도 합병증이 뒤따를 수도 있음을 알아야 한다.

반면 위암 발생률이 높고 많은 위절제술을 시행하고 있는 일본이나 한국에서는 이미 D2 술식이 수십 년간 표준 술식으로 인정되어 왔다. 체계적인 림프절 절제가 림프절 전이 가능성을 낮춰 환자의 생존율을 높인다고 판단한 것이다. 일본은 1960년대부터 위암 연구회를 조직했으며 위암의 1기의 경우 90% 이상, 2기 70%, 3기 40~60%, 4기 10%의 5년 생존율을 보이고 있다. 이는 서양의 치료 성적에 비해 평균 10~20%가 더 좋은 결과이다. 한국도 1, 2군 림프절을 모두 제거하는 D2 술식을 표준으로 치료해 온 결과 일본과 비슷하거나 더 나은 치료 성적을 내고 있다.

치료 성적의 향상은 지속적으로 보고되고 있지만 림프절 절제가 환자의 생존율을 높인다고 믿는 한국과 일본 의사들의 주장이 서양의 의료진을 납득시키지 못하는 가장 큰 이유는 객관적이고 과학적인 연구 결과가 없었기 때문이다. 수십 년간 림프절 절제술의 유용성을 주장해 온 일본의 경우, 대부분의 결과들이 과거에 수술을 시행했던 환자들의 병력 기록과 생존 여부를 조사하여 분석한 후향적 연구에 의한 것이다. 제한적 절제술이 시행된 1960년대부터 확대 림프절 절제술이 표준 술식으로 자리 잡은 1980년대까지 시대 변천에 따라 치료 성적을 비교한다면 객관성이 부족할 것이다. 마취술, 수술 기법, 수술 후 환자 관리, 영양 지원 등 여러 분야에서의 눈부신 발전을 감안한다면 이러한 치료 성적의 향상이 림프절 절제술에 의한 것만은 아닐 것이라는 추론이 가능하기 때문에 후향적 연구의 한계점이 나타나게 된다.

신뢰할 만한 과학적 연구 결과를 얻기 위해서는 대규모의 무작위 전향적 연구가 이루어져야 한다. 예를 들면 수술 전에 D2 술식

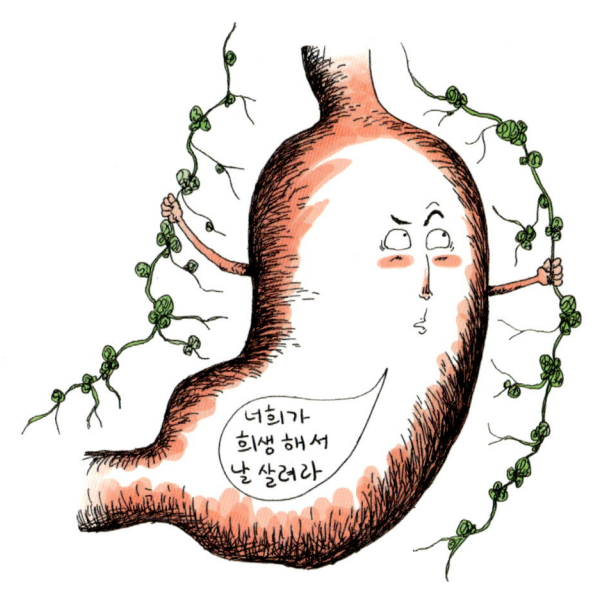

과 D1 술식을 시행할 환자를 무작위로 선정한 다음 수술해야 하며, 각 군에 속한 환자의 수도 수백, 수천 명 이상이어야 한다. 하지만 무작위로 어떤 환자에게는 D1 술식을, 어떤 환자에게는 D2 술식을 시행한다는 것은 윤리적인 문제가 제기될 수 있으므로 전향적 연구를 시행하는 데 어려움이 있다.

그러나 최근에 그 시각차가 바뀌었다. 과거 네덜란드에서 시행하였던 대규모 전향적 연구가 5년간의 생존율은 D1 술식과 D2 술식에 차이가 없는 것으로 보고했지만, 15년 이상 장기간 추적 관찰을 하였을 때 결과적으로 D2 술식을 한 경우가 재발률이 낮고 암과 연관한 사망률이 낮다고 보고하였다. 결과적으로 D2 술식의 치료 성적이 장기간 경과를 관찰하였을 경우 더 낫다고 판명된 것이다. 림프절 절제술에 대해 동서양의 시각차가 있었다는 것은 이제 과

거의 역사가 되었고, 이제는 동서양 공히 위암 치료를 위한 림프절 절제술은 D2 술식이 표준 술식으로 자리잡게 되었다.

● 합병절제

합병절제란 암이 위 주위의 장기를 침범하거나 침범이 의심되면 그 장기를 함께 절제하는 것이다. 이는 수술이 커지는 만큼 수술 후 합병증이나 사망률이 증가할 수 있으므로 환자의 나이, 영양 상태, 수술 위험도, 수술 후 기대되는 삶의 질이나 생존 효과는 물론 외과 의사의 수술 숙련도 등을 종합적으로 충분히 고려한 뒤에 시행 여부를 결정해야 한다.

합병절제 장기 중 가장 흔한 것이 비장이다. 비장에 혈액을 공급하는 비장동맥은 췌장 위쪽을 따라 기다랗게 주행하며 그 주위에는 많은 림프절이 분포되어 있다. 이 림프절은 암이 위 상부나 중부에 위치할 경우 암세포 전이가 잘 되는 곳이다. 이 림프절을 철저히 청소하기 위해 위암이 비장을 직접 침범하지 않더라도 위를 모두 절제하면서 비장을 함께 절제할 수 있다.

비장은 수명이 다한 적혈구, 백혈구, 혈소판 등을 걸러냄으로써

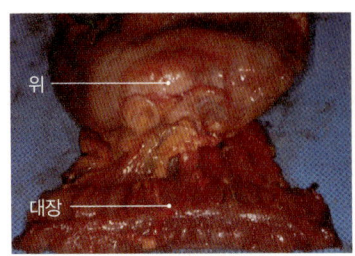

횡행 결정 합병절제

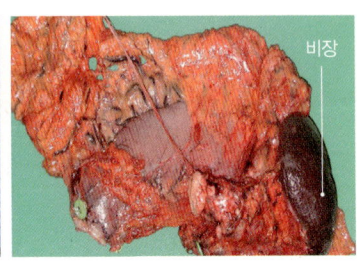

비장까지 같이 절제한 사진

혈액을 정화하는 역할을 하는 장기로서, 유아기에는 면역 기능 면에서도 중요한 작용을 한다. 성인의 경우에도 비장을 제거한 후에 폐렴구균과 같은 세균에 대한 저항력이 떨어지는 수가 있으나 그 빈도가 미미하므로 큰 문제는 되지 않는다. 비장과 암의 상관관계에 대해서는 비장을 절제해도 생존율에는 큰 영향이 없다는 보고도 있다. 아직까지 암 환자에게 있어서 비장의 정확한 역할이나 합병절제의 의의에 대해서는 의견이 분분하다. 최근에는 가능한 비장을 보존하고, 림프절 전이 가능성이 높은 진행성 위암에 한해서 비장을 합병절제하는 경향이다.

● 위장관재건술

위를 절제한 후에는 음식을 섭취할 수 있도록 위와 장 또는 식도와 장을 이어주는 문합을 시행하는데 이를 '재건 술식'이라 한다. 위암 수술 후 재건 술식은 오래 전부터 많은 방법이 개발되어 왔다. 여기서는 현재 많이 시행하고 있는 재건 술식에 대해 설명하겠다.

위아전절제 후 재건술 »

위아전절제 후 재건술은 위의 아래쪽 2/3를 제거한 뒤 남은 위와 소장을 연결하는 방법으로 빌로스 I법, 빌로스 II법, 루와이법이 있다. 빌로스 I법(B-I 술식의 약칭)은 남은 위와 십이지장을 바로 연결하는 방법으로서 '위십이지장문합술'이라는 의학용어를 대신해 사용한 것이다. 음식물과 소화액의 흐름이 위, 십이지장, 소장의 정상 경로를 유지하므로 많은 장점이 있다. 간에서 만들어져 담낭에 저장된 담즙과 췌장에서 분비되는 췌장액은 음식물이 위

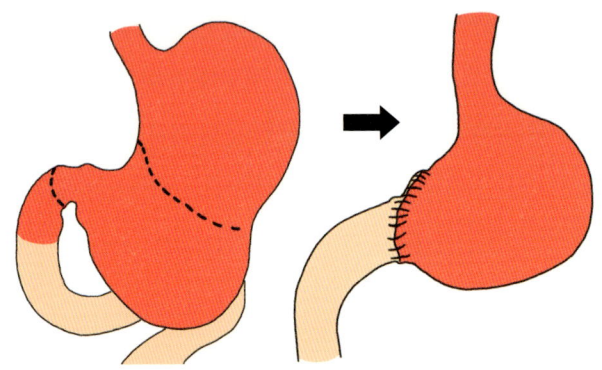

위아전절제술 후 위십이지장문합술

로 들어오면 십이지장 제2부에 위치한 구멍을 통해 십이지장으로 배출되어 음식물과 고루 섞여 소화를 돕는다. 십이지장은 음식물에 포함된 칼슘이나 철분의 흡수에 중요한 역할을 하므로 위 절제 후 음식물의 정상 통로를 유지한다는 것은 영양학적으로도 중요한 의의를 지닌다. 위아전절제 후 모든 환자에게 이 방법을 사용하면 좋겠지만 몇 가지 문제점이 있다.

첫째, 위가 2/3 이상 절제되면 남은 위와 십이지장 사이에는 상당한 거리가 생기므로 무리하게 위를 아래로 끌어다가 십이지장과 연결할 경우 문합 부위에 지나친 긴장이 생길 수 있고, 이는 문합 누출로 이어질 수 있다. 이 부위의 누출은 다량의 담즙과 췌장액의 누출을 야기하므로 치료가 어렵고 심지어 환자가 패혈증으로 사망할 수 있다.

둘째, 진행성 위암에서 D2 술식 이

> **TIP 위아전절제술**
> 위 절제 범위에 따라 수술 명칭이 정해진다. 위의 75~80%를 절제하는 위아전절제술, 위를 남기지 않고 모두 절제하는 위전전제술, 침범한 주위 장기를 함께 절제하는 병합절제술 등이 있다.

상의 림프절 절제술을 시행할 경우 십이지장에 공급되는 혈류가 일부 차단될 가능성이 있으므로 문합 부위의 허혈로 인한 누출의 가능성이 있다.

셋째, 위에서 십이지장으로 이행되는 부위에 있던 유문부 괄약근이 없어지므로 담즙이나 췌장액이 거꾸로 역류하게 되어 위염을 일으킬 수 있다.

과거에 비해 수술 수기나 약물이 많이 발전하여 이러한 합병증이 현저하게 감소하여 B-I 술식을 많이 시행하고 있으며, 특히 위 하부에 국한된 비교적 초기 위암에서 널리 시행하고 있다.

빌로스 II법(B-II)은 빌로스 교수가 B-I 술식을 처음 시행한 이래 4년 뒤인 1885년에 개발한 재건술로 '위공장문합술'이라고 한다. 위아전절제 후 십이지장의 절단면을 꿰매서 닫고 남은 위에 공장을 올려서 문합하게 된다. 이 술식의 장점은 B-I 술식의 단점이

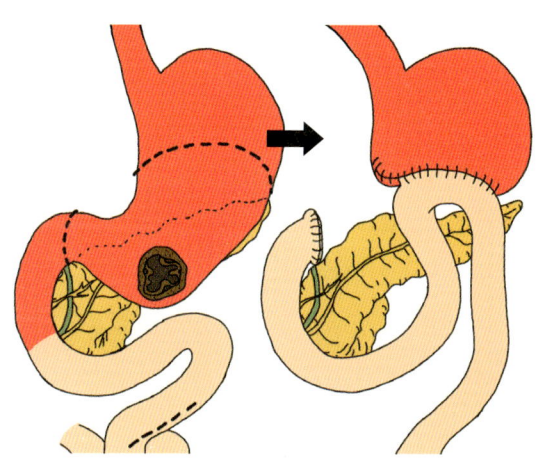

위아전절제술 후 위공장문합술(B-II 술식)

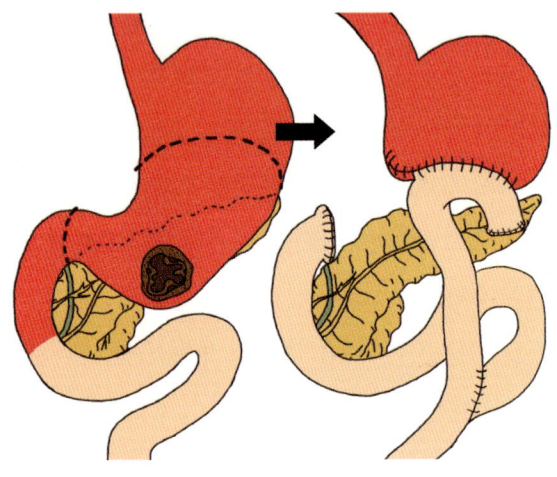

위아전절제술 후 루와이 위공장문합술

> **TIP** 허혈 虛血
> 조직의 국부적인 빈혈 상태. 혈관이 막히거나 좁아지는 것이 원인이다.

기도 한 문합부 간 긴장, 허혈이 없기 때문에 문합부 누출이 거의 없다는 점이다. 그러나 음식물의 통로가 위에서 소장으로 곧바로 내려가는 것으로 바뀌게 되고 담즙과 췌장액이 일단 위로 역류된 다음 소장으로 내려가기 때문에 역류성 위염 발생 가능성이 높아진다.

역류성 위염은 사람마다 차이는 있지만 속이 쓰리고 상복부 통증 등 지속적인 고통을 일으킬 수 있기 때문에, 이를 방지하기 위해 담즙의 흐름을 우회시켜주는 루와이 법을 시행하기도 한다. 이 술식은 수술 시간이 길어지는 단점이 있다.

이상의 내용을 정리해보면, B-Ⅰ 술식이 B-Ⅱ 술식에 비해 좀 더 생리적이므로 좋은 것으로 되어 있고, B-Ⅰ 술식과 루와이법 중 어느 방법이 좋은가에 대한 평가는 연구 중에 있다.

위전절제 후 재건술 »

위를 모두 절제하면 식도와 소장을 연결해야 한다. 재건 술식으로는 루프 식도-공장문합술, 루와이 식도-공장문합술과 공장간치술 등이 있다. 루프 식도-공장문합술은 과거에 많이 사용하던 방법으로 수술 기법이 쉽고 간단하지만 담즙 역류로 인한 역류성 식도염을 유발하므로 지금은 거의 하지 않는다. 루와이 식도-공장문합술은 십이지장의 절단면을 닫아버리고 식도와 공장을 직접 연결하는 방법이다. 그다음 십이지장 내의 담즙과 췌장액이 빠져나올 수 있도록 식도-공장 문합부로부터 40~60cm 아래쪽에서 다시 공장과 공장을 문합하게 된다.

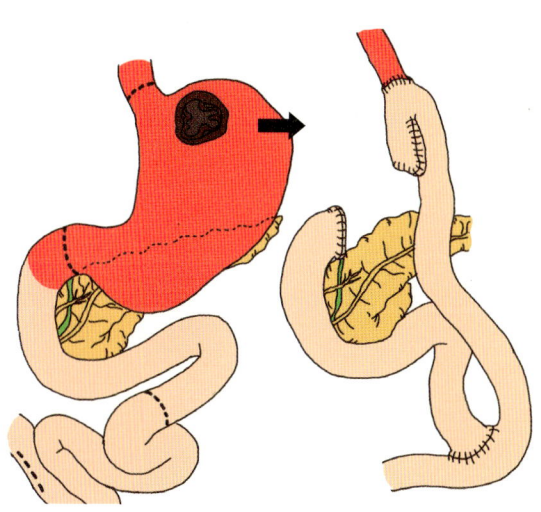

위전절제술 후 루와이 식도공장문합술

위전절제술을 통해 식도와 위 사이의 괄약근도 파괴되므로 담즙이 식도로 역류해 식도염을 일으킬 수 있다. 그러므로 식도에서 40cm 이상 충분한 거리를 두고 문합을 시행해야 역류 발생 가능성이 감소한다. 식후 바로 누우면 토할 수 있으므로 식후에는 바로 앉거나 가벼운 운동을 해서 이를 방지해야 한다.

공장간치술 »

공장간치술이란 공장을 식도와 십이지장 사이에 끼워 넣어 식도 → 공장 → 십이지장으로 음식물이 내려가도록 해서 생리적 장점을 추구하는 술식이다. 때로는 공장을 주머니 모양의 공장낭으로 만들어 위의 저장 기능을 유지하도록 하는 수술을 시행하기도 한다. 그러나 수술 방법이 복잡하고 수술 시간이 길다는 단점이 있다.

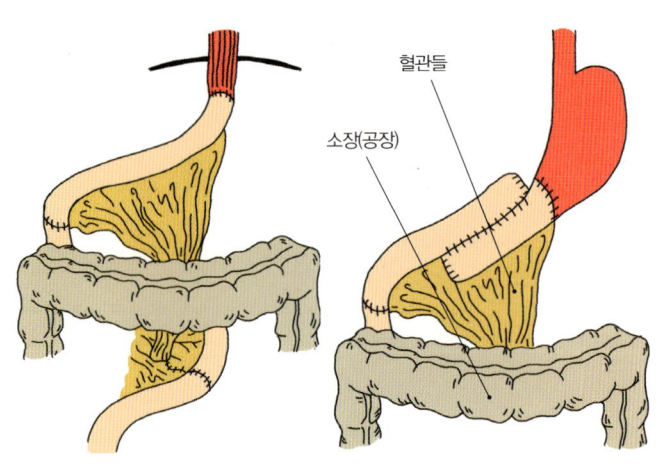

공장간치술

근위부위절제술 후 재건술 »

위 상부에 위치하는 조기 위암의 경우엔 위의 상부만 절제하는 근위부위절제술을 시행하기도 한다. 과거에 이 경우 남는 위장과 식도를 연결하는 식도-위문합술 또는 위에 소개된 공장간치술을 시행하였으나 식도-위문합술의 경우 역류성 식도염이 심하게 발생할 수 있고 공장간치술의 경우 시술이 어렵고 복잡하여 합병증이 많아 잘 시행하지 않는다. 최근에는 이중통로재건술이 개발되어 많이 이용되는데, 식도와 공장을 서로 연결하고 남은 위장과 공장을 문합, 아래쪽에서 다시 공장과 공장을 문합하는 방법이다. 이 방법을 통해 음식물은 식도→공장으로 곧장 내려가는 방법, 식도→공장→위→십이지장으로 내려가는 방법 두 가지로 갈라져서 내려가게 되며 공장-공장 문합부에서 서로 합쳐지게 된다. 문합부위가 많아지는 단점이 있지만 위장의 일부를 살리면서 위에서 십이지장으로 넘어가는 음식물의 자연스러운 흐름을 어느 정도 보존하고 이로써 빈혈을 예방하는 효과를 기대하고 있다.

내시경적 절제술

점막 또는 점막하층에 국한된 조기 위암의 경우 내시경적 절제를 통해 완치를 기대하여 볼 수 있다. 과거에는 내시경적 점막절제술(EMR: Endoscopic Mucosal Resection)을 이용하여 조기 위암을 절제하기도 하였다. 그러나 내시경 및 내시경 주변기기가 발전하고 내시경 시술자들이 기술적으로 숙련됨에 따라서, 최근에는 점막층뿐만 아니라 점막하층의 일부를 절제하는 내시경적 점막하박리술(ESD: Endoscopic Submucosal Dissection)이 시행되고 있다.

내시경적 점막하박리술은 에피네프린과 생리식염수 혼합액을 점막 아래층에 직접 주입하여 암이 위치한 점막과 그 아래층을 분리한 후 점막 및 점막하층의 일부를 절제해내는 시술법이다. 점막절제술에 비하여 국소 재발의 가능성을 낮춘다는 것이 알려지면서, 현재에는 내시경적 절제가 가능할 것으로 판단되는 조기 위암의 경우 내시경적 점막하박리술이 주된 치료 방법으로 자리잡고 있다.

시술은 크게 절제 범위를 결정·표시하는 과정과, 에피네프린과 생리식염수 혼합액을 점막 아래층에 직접 주입하여 병변을 위의 근육층으로부터 분리하는 과정, 전기나이프(Needle knife, IT knife, etc)를 이용하여 점막 및 점막하층을 절제하는 과정으로 이루어진다.

병변이 있는 위 점막 주위에 절제 범위를 결정하여 표시한 뒤(사진2) 주사침으로 에피네프린과 생리식염수 혼합액을 적당량 주입하여 병변 부위가 볼록하게 부풀어 오르게 한다.(사진3) 이후 전기나이프를 이용하여 점막 및 점막하층을 절제한다. 절제가 끝나면 절제로 인한 궤양이 발생한다.(사진4) 이 시술은 개복수술이 아니므로 전신마취가 필요 없고 일반적인 내시경 검사를 하듯이 암 병변이 있는 점막만 절제하므로 위의 기능도 완전히 보존할 수 있다. 또한 출혈이나 천공 등의 합병증이 발생하지 않는다면 시술 후

> **TIP 점막** 粘膜
> 소화관, 기도, 비뇨 생식도 따위의 안쪽을 덮고 있는 부드럽고 끈끈한 막을 통틀어 이르는 말이다.

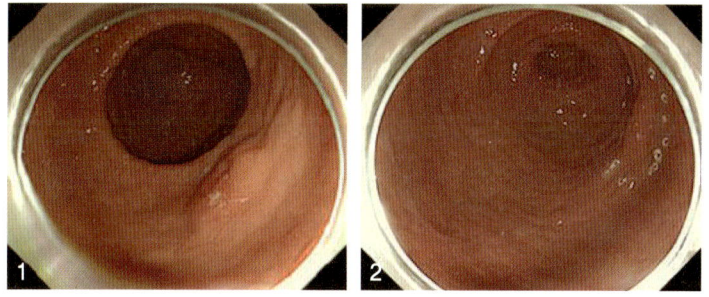

1 위 전정부 대만/후벽에 10mm크기의 융기된 형태의 조기 위암
2 아르곤 플라즈마 소작기를 이용하여 절제할 범위를 표시

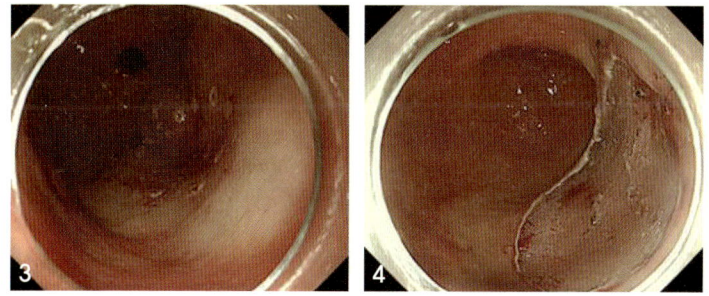

3 에피네프린과 생리식염수 혼합액을 점막 아래층에 직접 주입
4 절제가 완료된 후 궤양 출혈이 우려되는 혈관은 지혈 과정을 거친다.

2~3일 정도 입원하여 안정을 취한 다음에 정상적인 활동을 할 수 있다.

까다로운 시술 조건 »

암이 이렇게 간단하게 치료될 수 있다면 더 이상 바랄 게 없을 것이다. 그러나 내시경적 점막하절제술로 치료 가능한 환자는 전체 위암 환자 중 20~30% 정도에 해당한다. 우리나라는 국가에서 조기 위암을 선별하기 위한 목적의 위내시경을 권장하고 있고, 대부분의 대학병원에 첨단 내시경기기가 도입되어 있어 작은 크기의 위암도 발견할 수 있게 되었다. 따라서 과거에 비하여는 내시경적 치료의 대상자가 될 수 있는 환자의 수가 증가하고 있다.

다만 현재 이 시술을 할 수 있는 경우는 조기 위암 중에서도 다음 조건을 충족해야만 한다. 첫째, 암이 점막층에만 국한되어 있고, 둘째, 암의 크기가 2cm 이내여야 하며 셋째, 암의 분화도가 좋아야 하고 넷째, 육안으로 봤을 때 융기형이나 평탄형이어야 하며 다섯째, 함몰형인 경우는 궤양이 없어야 한다. 더불어 식도-위 경계부나 유문부에 너무 가까운 경우는 기술적으로 절제가 힘들다.

이렇게 제한이 많은 이유는 암의 '벽내 진전'과 '림프절 전이' 가능성 때문이다. 내시경적 점막하절제술은 육안으로 보이는 암 병변만 절제하므로 암세포가 그 주변이나 림프절에 남아 있을 가능성이 항상 존재하고, 이는 곧 암의 재발을 뜻한다.

> **TIP 내시경적 점막하절제술**
> ESD : Endoscopic Submucosal Dissection
> 에피네프린과 고장성 생리식염수(3% NaCl)를 점막 아래층에 직접 주입하여 암이 위치한 점막과 그 아래층을 분리한 후 점막 및 점막하층의 일부를 절제해내는 시술법이다.

림프절 전이 가능성이 낮은 조기 위암에 대한 많은 연구 결과를 종합해보면, 위에 열거한 조건을 충족해야 비교적 안전한 내시경적 점막하절제술의 대상이 된다. 그러므로 우선은 조기 위암 중에서도 암이 점막층 내에만 국한되어 있다고 진단받은 환자에서만 내시경적 점막하절제술을 시행한다. 그러나 현재 사용하고 있는 여러 가지 진단법을 동원하더라도 시술 전에 암의 위벽 침윤도와 림프절 전이 여부를 정확하게 판정할 수 없다는 것이 문제다. 다만 최근에는 내시경 초음파를 이용하여 위암이 점막에 국한되어 있

는지 점막하층에 침윤되어 있는지를 확인하기도 한다.(사진2)

시술이 끝나고 난 뒤에 절제된 점막은 병리 의사에게 보내 상세한 조직 검사를 한 뒤 최종적인 판정을 한다. 예상대로 암이 점막 내에 국한되어 있으면 내시경적 점막하절제술로 치료가 끝난다. 그러나 암이 점막하층까지 침윤해 있거나 떼어낸 점막의 가장자리까지 암세포가 있는 경우, 림프관 또는 혈관 내에서 암세포가 발견될 경우에는 불완전 절제로 보고 재수술, 곧 D2 위절제술을 시행한다.

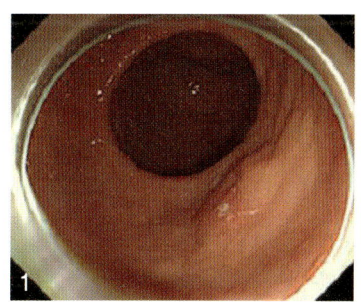
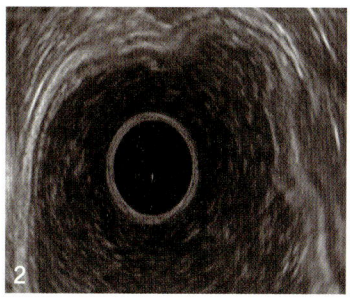

1 위 전정부 대만/후벽에 10mm크기의 융기된 형태의 조기 위암
2 내시경 초음파를 이용하여 위암의 점막하 침윤을 예측하기도 한다.

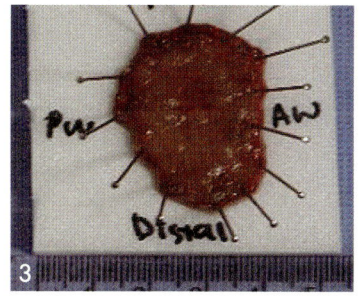
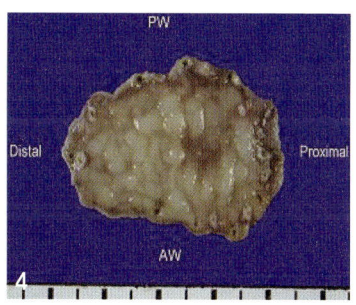

3 시술 직후 절제된 조직을 핀으로 고정한다.
4 조직 검사를 위하여 포르말린에 고정한 사진

내시경적 점막하절제술의 또 한 가지 단점은 시술 후 3개월이나 6개월 간격으로 내시경 검사를 해야 한다는 점이다. 내시경적 점막하절제술을 시행한 주위의 점막을 떼어내어 남아 있는 암세포가 있는지 면밀히 관찰함으로써 국소 재발이 된 경우 빨리 알아내어 치료할 수 있기 때문이다. 현재 내시경적 점막하절제술의 성공률은 약 90% 정도로 보고되고 있으며, 나머지 10%의 환자는 불완전 절제나 국소 재발 등으로 재수술을 시행하게 된다.

축소수술

● 복강경 수술

복강경 수술(Laparoscopy Gastrectomy)은 복부에 1~2cm 정도 피부 절개를 하고 복강 안으로 통하는 구멍을 만든 다음, 이 구멍으로 카메라와 각종 수술 도구를 집어넣고 하는 수술이다. 외과의사는 카메라에 찍히는 수술 시야를 모니터로 보면서 기구를 조작하게 된다. 이 수술의 장점은 복부에 큰 절개창이 생기지 않으므로 수술 후 통증이 적고 회복이 빨라 입원 기간이 단축되며 복부에 상처가 거의 남지 않는다는 점이다. 또한 카메라를 통한 수술 시야가 눈으로 직접 보는 것보다 확대되어 보이므로 해부학적 구조를 확인하기 쉽고 수술 후 합병증의 하나인 장유착이 거의 없다. 그러나 단점도 있다. 외과의사가 모니터를 보면서 수술을 해야 하기 때문에 수술 조작에 제약이 많다. 따라서 상당히 많은 연습과 실전 경험이 필요한 수술이다.

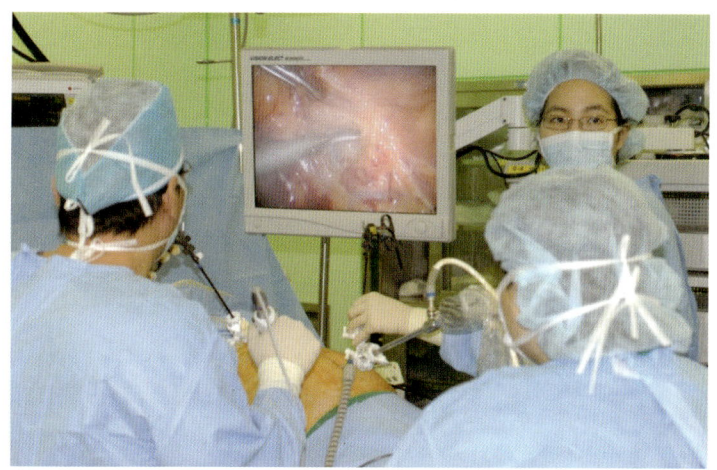

복강경 수술은 수술 후 통증이 적고 회복이 빠르다는 장점이 있다.

부분 위절제 수술법 »

일본 게이오기주쿠대학교에서는 복강경을 이용한 부분 위절제 수술법을 개발했다. 이 방법은 전신마취를 한 상태에서 내시경으로 조기 위암 병변을 확인하여 그 부위를 위로 잡아당긴 후 스테이플러를 이용하여 위벽의 일부를 절제하는 비교적 간단한 수술법이다.

암 병소 부위만 국소적으로 절제하기 때문에 위의 기능을 보존할 수 있고, 일반적인 위절제술에 따른 여러 가지 합병증을 피할 수 있다. 또한 내시경 점막절제술에 비해 보다 큰 병소를 충분한 절제연과 함께 위벽 전층을 절제할 수 있다는 장점이 있다. 그러나 림프절 절제가 이루어지지 않으므로 내시경 점막절제술과 같이 림프절 전이 가능성이 없는 조기 위암 환자에게만 제한적으로 사용할 수 있다. 이 수술 역시 절제한 부위를 세밀하게 검사해서 암세포가 점막층을 넘었거나 불충분한 절제로 절제연에 암세포가 있으면 개복수술을 시행해야 한다.

림프절 절제를 병행하는 수술법 »

다음으로 복강경을 이용한 위절제술이 있다. 이 수술법은 개복을 하지 않을 뿐이지 복강경으로 위아전절제나 위전절제를 시행하고 D1 술식 또는 D2 술식 정도의 림프절 절제를 시행하는 것이다. 복강경 수술의 일반적인 장점을 모두 갖추면서도 위암의 근치적 절제가 가능하다는 점이 특징이다. 그러나 복강 내에서 절제된 위를 밖으로 꺼내야 하므로 5cm가량의 피부 절개가 별도로 필요하다.

복강경 감시 림프절 수술 »

최근에는 복강경으로 부분 위절제를 시행하고 병변 근처에 있는 림프절의 일부를 절제하는 수술법도 개발되었다. 감시 림프절(원발암에서 떨어져 나온 암세포가 최초로 도달하는 림프절)을 이용하는 수술법도 있다. 수술 전에 미리 내시경으로 암 부위에 특수한 잉크를 주사하면 점막하층의 림프관을 따라 림프절에 가서 색소가 침착된다. 복강경으로 색소가 침착된 감시 림프절을 떼어내서 조직 검사를 시행하여 암세포가 없으면 그 밖의 림프절에는 암 전이가 없을 것으로 판단하고 부분 위절제만 시행하는 것이다.

로봇 수술 »

첨단기술의 눈부신 발달은 의료 기술의 향상으로 이어지고 있다. 세브란스병원에서는 2005년 로봇 수술의 대명사인 다빈치 시스

템(Da Vinci Surgery System)을 이용하여 로봇 위암 수술을 국내에서 최초로 시행하였다. 로봇 수술은 복강경 수술과 비슷하며, 복강경 수술의 단점을 보완한 수술이라고 할 수 있다.

복강경 수술에서 모니터로 보는 것과는 다르게 의사가 로봇을 조종하는 데 사용하는 수술 콘솔에서 외과의사가 두 눈으로 3차원 영상을 보면서 원근감을 가지고 수술할 수 있고, 수술하는 곳을 10배까지 확대해서 볼 수도 있다. 로봇 팔에 관절이 있어 복강경 수술보다 조작이 쉬우며 미세한 손떨림을 보정해 보다 정교한 수술이 가능하다.

TIP 수술 콘솔
'수술 콘솔'은 로봇을 작동시키는 컴퓨터 장치로 입체 영상을 볼 수 있는 화면이 있다.

로봇 수술을 하려면 노련한 외과의사가 필요하다. 로봇은 촉각이 없어 조직이나 실을 잡을 때 압력이나 장력을 느끼지 못하므로 조직 손상을 일으킬 수 있다.

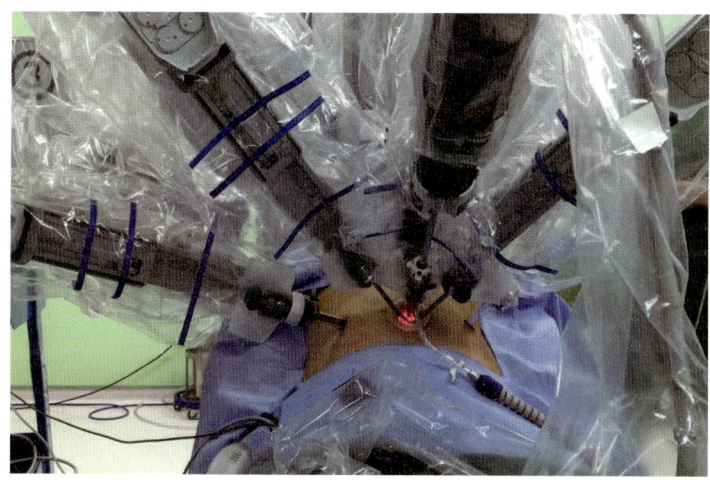

로봇 수술은 복강경 수술과 비슷하며, 복강경 수술의 단점을 보완한 수술이라고 할 수 있다.

앞으로 많은 발전 가능성을 갖고 있는 로봇 수술 분야에는 해결되지 못한 숙제가 있다. 장비 자체와 소모품이 비싸고 아직 보험이 적용되지 않아 수술비 부담이 높다. 장비를 가지고 있는 병원도 많지 않아 아직 국내 몇몇 큰 규모의 병원에서만 시행되고 있다.

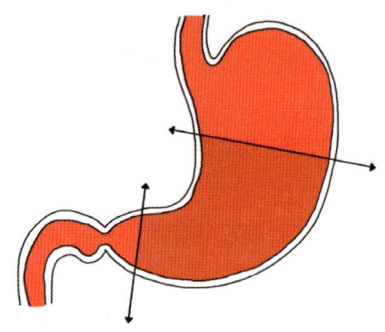
유문보존위절제술의 절제 범위

기타 기능 보존 수술 »

　위암 수술은 암을 제거하기 위해 우리 몸의 정상 장기 중에 일부를 희생시킬 수밖에 없는 다소 파괴적인 치료법이다. 외과의사들은 이러한 희생을 최소화하기 위해 많은 노력을 기울여왔다. 비장이나 췌장, 유문부를 보존하는 수술 등이 대표적인 예이다.

　유문은 위와 십이지장의 경계 부위로서 미주신경의 조절에 따라 열리고 닫히는 괄약근이 있는 부분이다. 유문은 음식물이 처음 들어오면 괄약근을 수축시켜 출구를 막아 위 속에서 음식물이 위산과 고루 섞이고 분쇄될 수 있도록 일정 시간 동안 위 내에 머물러 있게 한다. 아울러 유문은 십이지장 내용물이 위로 역류하는 것을 방지한다. 일반적으로 시행하고 있는 위아전절제술 시 림프절 절제를 위해 미주신경을 절단하고, 안전거리 확보를 위해 유문부를 포함해 십이지장의 2cm 정도를 절단하므로 유문 괄약근의 기능이 사라지게 된다. 음식의 위 속 체류 시간이 짧아지고 식사량이 감소하므로 음식을 소량씩 자주 섭취해야 한다. 십이지장에서 담즙이 역류할 수 있기 때문이다.

이렇게 소중한 유문을 보존하는 수술 방식이 유문보존위절제술이다. 이 수술은 조기 위암인 경우에 시행할 수 있으며, 암의 위치가 유문에서 충분히 떨어져 있어야 한다. 유문의 개폐를 조절하는 미주신경의 유문지(幽門枝)를 보존하고 유문으로부터 2.5~3cm 정도 떨어져서 위의 전정부와 체부를 일부 절제함으로써 유문의 기능을 보존할 수 있다. 유문의 기능을 보존함으로써 덤핑증후군이 감소하고 십이지장 내용물이 역류하는 것을 방지하여 담석증의 발생 비율을 낮추는 효과를 볼 수 있다. 그러나 내용물이 십이지장으로 잘 내려가지 않아 위장내 잔류량이 많을 수 있으며 이 수술 방법의 안전성, 암의 근치도, 수술 후 환자의 삶의 질 등에 관해 아직 충분한 데이터가 없다. 따라서 이 수술 방법이 보다 많은 조기 위암 환자에게 시행되기 위해서는 이 수술을 받은 환자의 수가 많아지고 충분한 기간의 추적 조사가 이루어진 후 결과가 좋다고 인정되어야 한다.

수술 후 처치

수술이 끝나면 환자는 회복실로 옮겨져 마취가 풀릴 때까지 여러 처치를 받게 된다. 수술실 내 기온이 높지 않고 개복으로 인해 환자의 체온이 상당히 떨어져 수술 직후에는 대부분 심한 오한을 느낀다. 회복실에서는 환자의 체온을 올리기 위해 온열기나 온열담요를 대주고 활력 징후를 점검하여 환자의 상태를 안정시킨다.

통증

위암 수술은 상복부를 절개한 후 견인기구를 이용하여 절개창을 충분히 벌린 다음 수술을 진행하게 된다. 그러므로 수술 후에는 창상의 통증과 함께 견인으로 인해 양측 늑골 부위까지 심한 통증이 발생할 수 있다. 또한 근육이완제 등 마취에 필요한 약제 투입으로 전신에 근육통이 올 수도 있다. 통증은 시간이 지나면 사라지지만 환자의 입장에서는 참기 힘든 순간이기도 하다.

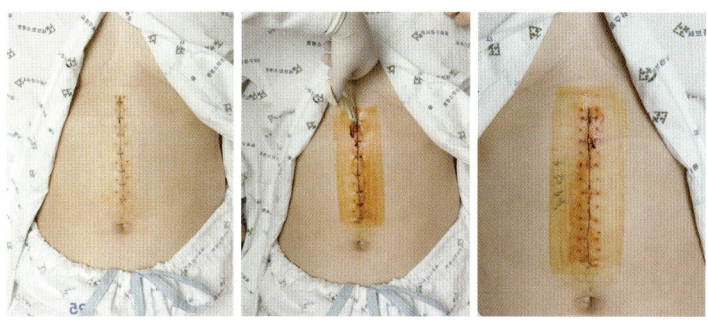

수술 후 6일경에 봉합 부위를 소독하고 봉합사를 일부 뽑아낸 후 다음날 전부 제거한다.

통증은 환자가 심호흡이나 기침하는 것을 어렵게 하여 수술 후 폐합병증을 유발할 수 있어 수술 후 통증 치료는 매우 중요하다.

수술 후 통증 치료는 환자가 통증을 호소할 때마다 마약성 또는 비마약성 진통제를 근육주사하는 방법을 주로 사용하였다. 최근에는 진통제가 포함된 수액제를 일정량 지속적으로 혈관 내로 주입하는 펌프기계를 이용하거나 수술 전에 흉추 부위에서 경막의 바로 바깥에 있는 빈 공간에 가느다란 관을 삽입하여 이 관을 통해 진통제와 국소 마취제를 주입하여 통증을 완화시키는 '척추경막외 마취법'을 많이 사용한다. 통증이 심할 때는 환자가 직접 단추를 조작하여 진통제를 더 투입할 수 있어 편리하다. 대개 수술 후 2~3일까지 통증을 치료한 뒤 제거한다. 최근에는 통증 치료 방법이 많이 개발되었고, 그 효과도 매우 우수하다. 대부분 수술 바로 다음 날부터 걸어다닐 정도다.

세브란스병원은 2005년부터 수술 부위를 25cm에서 15cm로 줄

> **TIP** 척추경막외 마취법(무통 주사)
> 수술 전에 흉추 부위에서 경막의 바로 바깥에 있는 빈 공간에 가느다란 관을 삽입하여 이 관을 통해 진통제와 국소 마취제를 주입하여 통증을 완화시키는 마취법이다.

여 절개창을 최소화함으로써 장유착을 비롯한 수술 후 합병증의 발병 가능성과 환자의 통증을 줄였으며 빠른 회복을 이루어냈다.

활력 징후

수술 후 환자의 호흡, 맥박, 혈압, 체온 등은 매우 중요한 활력 징후이므로 필요한 경우 매시간 점검한다. 환자는 수술 직후에 전신마취와 기계호흡, 진통제 등으로 인해 호흡중추가 억제되고 수술 부위 통증으로 인해 얕은 숨을 자주 쉬게 된다. 또한 개복수술 후 12시간 정도는 폐의 기능 용적이 정상에 비해 50% 이상 감소되므로 충분한 산소 공급이 이루어지지 않아서 저산소증과 호흡성 산·염기 평형의 불균형을 초래한다. 이에 대한 처치로 병실에서 산소관을 통한 산소의 공급, 심호흡과 기침을 하도록 교육을 시킨다.

심호흡은 반드시 코를 통해 이루어져야 하며 입으로 숨을 쉬면 다량의 공기가 식도를 통해 위와 장으로 넘어가 가스 팽만을 일으키고 구강 건조로 인한 인후염이나 이하선염이 생길 수 있다. 가습기로 적당한 수분을 공급하고 물에 적신 거즈를 입에 물도록 하여 구강 건조를 예방한다.

수술 직후에는 통증 때문에 맥박과 혈압이 다소 오를 수 있으나 점차 안정된다. 맥박이 정상화되지 않으면 발열, 체내 수분 부족, 출혈 등이 없는지 살펴야 하며, 문제가 있으면 반드시 교정을 해야 심장의 부담을 줄일 수 있다. 고혈압이 있는 환자는 항고혈압제를 투여해서 혈압을 정상화시켜야 한다. 수술 직후에는 38℃ 정도까지 열이 오를 수 있다. 이는 수술 시 가해지는 여러 가지 조작에 대해 정상적으로 일어나는 자연적인 신체 반응 현상이다. 그러나 수술 후 1~2일이 지나서도 38℃ 이상으로 열이 나면 환자가 깊은 숨을 쉬지 않거나 가래를 뱉어내지 못해 가래가 폐의 기관지를 막아 발생하는 무기폐인 경우가 대부분이므로 적극적으로 치료해야 한다. 무기폐를 방치하면 폐렴으로 발전할 수 있다.

이밖에 혈관 내로 주사한 부위가 붓는 정맥염도 발열의 원인이 될 수 있다. 수술 후 6~7일째에 열이 나면 세균 감염으로 인한 염증 반응을 의심해야 한다. 곧 폐렴, 복막염, 복강 내 농양 등이 발생하였는지 그 여부를 확인해야 하며 발열의 원인에 따라 적절한 치료가 필요하다.

I·O(Input·Output)

수술 직전 위암 수술 환자의 몸에는 소변줄이라고 부르는 도뇨관이 삽입된다. 도뇨관은 수술 중에 소변이 차서 방광이 너무 늘어나 방광근무력증이 발생하는 것을 예방하고 환자의 소변량을 점검함으로써 체내 수분이나 혈액량이 적절한지 알아보는 중요한 기구이다.

수술 후에는 환자가 통증으로 거동이 불편해 화장실을 가지 않아도 소변을 볼 수 있도록 1~2일 정도 도뇨관을 유지한다. 척추경막외 마취법을 통해 통증을 완화하는 환자의 경우 방광 기능이 떨어지게 되어 기계를 유지하는 동안 도뇨관도 같이 유지해야 한다.

또한 환자의 소변량을 점검하여 수액제 투여 속도를 조절할 수 있다. 환자가 식사를 할 수 있을 때까지는 모든 수분과 영양분이 수액제를 통해 공급되며, 이를 유입량(Input)으로 계산한다. 반대로 소변, 비위관이나 배액관을 통해 몸 밖으로 빠져 나오는 모든 체액은 유출량(Output)으로 합산하여 그 양을 매일 측정한다. 환자가 열이 나거나 과호흡을 하면 피부나 호흡기를 통한 수분의 감소도 적지 않으므로 유출량에 포함해 계산한다.

수술한 환자는 매일 I·O(Input·Output)를 정확히 측정해서 하루에 들어가는 수액량을 적절히 조절해야만 탈수를 예방할 수 있고, 과도한 수액제 투입으로 인한 폐부종 등의 합병증을 예방할 수 있다.

비위관과 드레인

개복수술을 받은 환자에게서는 일시적인 마비성 장폐색 현상이 생길 수 있다. 마비의 정확한 원인이 밝혀지지 않았지만 복막을 자극하기 때문인 것으로 추측된다. 이때 위, 소장, 대장의 연동운동이 모두 사라진다. 수술 후 금식을 하더라도 공기와 침을 삼키게 되고, 위나 장에서는 일정량의 분비액이 나오며 담즙과 췌장액이 끊임없이 분비된다. 장 마비 상태에서는 이러한 액체들이 빠져나가지 못하고 그냥 장에 머물러 있게 된다. 대개 수술 3~4일째에는 소장, 위, 대장의 순서로 마비 현상이 풀리면서 장운동이 시작되고 비로소 가스나 대변이 배출된다. 이러한 이유로 위 수술 후 장운동이

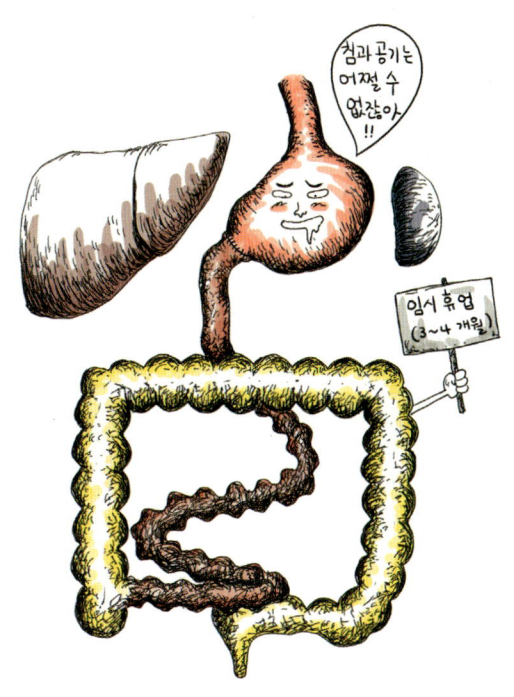

회복될 때까지 환자의 코로 식도와 위까지 도달하는 비위관을 삽입하여 가스나 액체를 몸 밖으로 빼내 수술 부위를 보호하고 수술 부위의 출혈 여부를 확인한다. 가스가 나오면 비위관을 제거하며 일반적으로 다음날부터 입으로 음식을 먹을 수 있다.

● 세브란스병원의 이유 있는 L튜브 비삽입 수술법

비위관, 일명 L튜브는 1920년 레빈(Levin)이라는 의사가 개발하여 현재까지 사용하고 있다. 말 그대로 코를 통해 위까지 집어넣는 튜브로 통증이 만만치 않다. 저자도 의대생 시절 짝을 맞춰 L튜브를 파트너에게 넣어보는 실습을 한 적이 있는데 눈물, 콧물, 침 범벅이

되곤 했다. 구역질, 재채기와 함께 심하면 구토를 하게 되고 튜브를 넣고 난 후에는 목구멍에 이물감이 남아 그 불편함이 이루 표현할 수 없을 정도였다.

개복수술 후 L튜브는 장내에 있는 장액과 가스를 빼냄으로써 환자의 구토, 흡인성 폐렴이나 문합부 누출을 예방해주는 절대적인 존재라고 믿었다. 내과의사는 목에 청진기를, 외과의사는 L튜브를 걸치고 다닌다는 농담이 있을 정도였다.

그러나 문제는 L튜브가 이런 합병증을 예방한다는 과학적 연구 결과가 뒷받침되지 못한 채 일종의 관행으로 정착되었다는 점이다. 1960년대부터 미국의 의사들은 담낭이나 대장 수술 시 삽입하는 L튜브의 유용성에 대해 의문을 제시하면서 L튜브의 비삽입 수술에 대한 연구 결과들, 곧 L튜브를 삽입하지 않더라도 합병증은 증가하지 않았고 오히려 환자의 회복이 빨라졌다고 보고했다. 현재 미국에서는 대장 수술 시 70% 이상의 의사들이 L튜브를 넣지 않고 수술을 하고 있다.

위암 수술은 수술 후 위장관운동 기능이 저하되고 다양한 종류의 문합술을 해야 하기 때문에 L튜브 감압의 중요성이 다른 복부 수술에 비해 중요하게 여겨져왔다. 저자도 예전에는 위암 환자 수술 시 L튜브를 넣었다. 그러나 1999년부터 L튜브 삽입군과 비삽입군으로 나누어 전향적 연구를 한 결과, 비삽입군에서 수술 시간이 단축되고 가스 배출이나 유동식 섭취 시기가 빨랐으며 입원 기간도 삽입군에 비해 단축되었다. 반면, 수술 후 증후군은 두 군 간에 차이가 없음을 확인하고 학회에 보고했다. 이후로 세브란스병원에서는 위암 수술 시 주사로 위장관 내의 가스를 간단히 빼내어 L

튜브를 달지 않아도 되도록 하고 있다. 최근에는 응급수술까지 확대해 적용하고 있다. 세브란스병원의 L튜브 비삽입 수술법은 환자의 입장에서 생각하며 환자의 고통을 줄이려는 의료진의 끊임없는 노력의 결과이다.

● 세브란스병원에서 드레인을 사용하지 않는 이유는?

수술 후에는 환자의 몸에 배액관이라고 부르는 드레인을 삽입한다. 드레인은 수술 부위에서 발생하는 삼출액을 배출시켜 뱃속에 고이지 않게 하고 또한 수술 부위의 출혈이나 문합부 누출이 있어서 피나 장 내용물이 배출되면, 이를 빨리 점검하여 적절한 조치를 취할 수 있도록 해준다. 드레인은 별다른 문제가 없으면 일주일 후에 제거한다.

최근 세브란스병원에서는 드레인을 거의 삽입하지 않는 수술을 시행하고 있다. 위암 수술 후 넣는 드레인의 대부분은 예방적 기능을 목적으로 하므로 외과의사가 수술 후 출혈이나 문합부 누출의 위험성이 적다고 판단할 경우에는 사실 드레인이 필요 없다. 수술 부위의 일종의 진물 같은 삼출액은 체내에서 흡수되므로 이를 배액할 이유가 전혀 없다. 만일 복강 내에 염증이나 출혈이 있을 경우에는 초음파나 CT를 이용해서 문제가 생긴 부위에 카테타를 넣어 배액할 수 있기 때문에 예방적 드레인 삽입의 필요성은 점차 줄어드는 추세다. 세브란스병원에서는 드레인을 사용하지 않음으로써 환자가 보다 빨리 수술 후 회복할 수 있도록 돕고 있다.

수술 후 다음 날 걸어다니는 환자

상복부를 치료하는 수술을 하게 되면 잠자는 동안 무의식적으로 하는 복식호흡이 억제되기 쉽다. 또한 반듯하게 누워 움직이지 않고 가만히 있으면 폐의 뒤쪽에 가래가 고여 공기의 유입이 일어나지 않는 무기폐가 발생할 수 있다. 수술 직후에 환자는 마취 기운이 남아 있고 통증이 심하므로 움직이지 못한다. 이때는 심호흡을 하게 하고 기침과 가래를 뱉게 하고 몸의 자세를 자주 바꿔주어야 무기폐를 예방할 수 있다. 가능한 수술 다음 날부터 복도를 걷는 '조기 보행'을 하도록 한다. 이는 환자의 원활한 회복을 위해 매우 중요한 처치법이다. 조기 보행은 무기폐를 예방할 뿐만 아니라 장운동을 촉진시켜 장유착을 막는다. 수술 후 의사가 가스가 나왔는지 물어보는 것도 가스 배출이 장운동 회복 신호이기 때문이다. 이로써 환자의 몸이 음식을 받아들일 준비가 되었음을 알 수 있다.

세브란스병원에서는 L튜브와 드레인을 삽입하지 않고 수술 시 절개창을 축소하여 장유착 등을 최소화하는 등 차별화된 수술법을 통하여 환자의 통증 및 불편한 느낌을 현격히 줄여 조기 회복과 조기 보행, 조기 퇴원이 가능하도록 하고 있다. 이러한 성과는 세계 의학계에 신선한 충격이 되었으며, 각국의 위암 전문의들이 세브란스병원을 찾아와 그 기술을 전수받고 있다. 10년 전 세브란스병원을 방문한 일본 가고시마대병원 아이코 박사는 위암 환자가 수술 다음 날 걸어다니고 일주일 만에 퇴원하는 것을 보고 "믿을 수 없는 일을 보고 있다. 기적이다"라며 경탄하기도 했다.

보호자의 역할

위암 수술 후에는 반드시 보호자가 환자의 곁을 지켜야 한다. 병실에 간호사가 있지만 여러 명의 환자를 돌봐야 하므로 한 환자를 24시간 붙어서 간호할 수가 없다. 보호자는 의사의 지시에 따라 환자의 안색을 살피고 심호흡과 기침을 시키며 환자의 불편함을 의사나 간호사에게 전해주어야 한다. 환자를 부축해서 일으키고 조기 보행을 잘 하도록 돕는 것도 보호자의 몫이다. 가까운 가족이 가장 좋겠지만 사정이 여의치 않으면 전문 간병인을 고용할 수도 있다.

수술 후 합병증

위험이 내재되어 있지 않은 수술은 없다. 특히 수술 후 합병증의 발생 가능성은 수술 전 환자의 건강 상태에 따라 많이 좌우된다. 모든 환자가 수술 후 합병증에서 자유로울 수 없으므로 의사는 발생 가능한 상황들을 자세히 설명하여 환자나 보호자들이 충분히 이해할 수 있도록 도와야 한다. 의사와 환자 상호 간의 신뢰만큼 훌륭한 치료법도 없다.

수술에 따른 일반적인 합병증

○ 폐합병증

수술 후 일어나는 폐합병증으로는 무기폐, 늑막삼출, 폐렴 등이 있고, 발생 확률은 3~12% 정도이다. 이들 폐합병증들은 수술 전 환자의 폐 기능, 흡연 여부, 전신 상태에 따라 발생 가능성이나 병의 경중이 결정된다. 흡연자는 최소한 수술 3주 전부터 반드시 금연을 해야 하며, 수술 후에는 의사의 지시에 따라 가능한 한 빨리 운

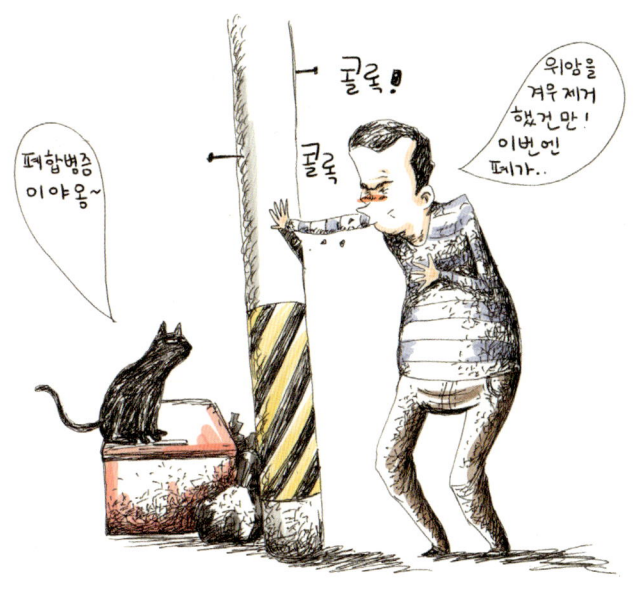

동을 시작하는 것이 폐합병증을 줄일 수 있는 길이다.

○ 무기폐

상복부 수술 후에는 횡격막에 의한 복식호흡이 약해지고 가래가 고이기 쉬우므로 무기폐가 발생할 가능성이 높다. 무기폐에 세균 감염이 2차적으로 오면 폐렴으로 진행할 수도 있다. 무기폐는 수술 1~2일째에 발열 증상을 보이며 심호흡, 기침, 가래 배출 등을 위해 등을 두드려주는 물리 치료, 조기 보행을 병행하면 비교적 치료가 잘 된다. 그러나 폐렴은 특히 고령이나 기존의 폐 질환이 있던 환자에서 합병될 경우에 치료가 어렵고, 이로 인한 사망 위험성이 매우 커지므로 예방에 만전을 기울여야 한다.

늑막삼출 »

> **TIP 삼출액, 농흉 膿胸**
> 삼출액은 염증이 있을 때 피의 성분이 혈관 밖으로 나와 병소(病巢)에 모인 액상의 물질. 농흉은 '고름가슴증'이라고도 한다. 가슴 안에 고름이 고여 있는 질병을 말한다.

흉강 내에 삼출액이 고이는 것을 '늑막삼출'이라 한다. 위가 상복부 왼쪽에 위치하고 있어 수술 후에는 왼쪽 흉강 내에 잘 발생한다. 그 원인은 복부 수술 후 복부는 양압이 되고 흉강은 음압이 되면서 그 압력의 차이로 삼출액이 생길 가능성이 높기 때문이다. 여기에 2차적으로 세균 감염이 되면 농흉(膿胸)으로 악화될 수도 있다. 늑막삼출량이 적으면 저절로 흡수되어 없어지기도 하지만 양이 많고 호흡 곤란, 발열 등의 증상을 보이면 삼출액을 주사침으로 뽑거나 튜브를 흉강 안으로 삽입하여 배액해야 한다.

부종 »

폐부종은 스펀지와 같은 폐조직이 물을 흠뻑 머금고 있는 상황을 떠올리면 된다. 체내에 지나치게 많은 수액제가 투입될 경우 소변으로 미처 빠져 나가지 못해 폐의 기포에까지 물이 차게 된다. 심장의 좌심실 부전이 있는 환자는 특히 폐부종이 잘 발생하므로 수액제가 과다 투여되지 않도록 유의해야 한다. 예방이 최선이지만 일단 발생하면 수액 공급을 제한하고 이뇨제로 수분을 배출시키며 심박출량을 증가시키기 위해 적극적으로 치료해야 한다.

흡입성 폐렴 »

드물지만 상당히 치명적인 합병증이 흡입성 폐렴이다. 이것은 위의 내용물이 역류하여 기도로 들어가 위산에 의해 폐조직이 화학적 화상을 입은 경우, 음식 찌꺼기로 인해 염증 반응이 진행된 경우, 세균이 있는 장 내용물에 세균 감염이 되는 것을 말한다. 흡입성 폐렴은 특히 전신 마취 전후에 발생할 가능성이 높다. 누운 상태에서 마취를 위해 근육이완제를 투여하게 되면 식도·위 괄약근인 분문부와 위·십이지장 괄약근인 유문부도 이완되므로 위 내용물이 역류할 수 있다. 또는 마취가 끝나고 기도관을 뽑은 직후 마취제의 영향으로 환자가 토할 수 있으므로 기도 흡입이 되지 않도록 항상 주의를 요한다. 따라서 전신마취를 위해서는 최소한 6시간 전부터 금식을 해야 하고 응급수술을 해야 할 때는 비위관을 삽입하여 위 내용물을 제거한 뒤 마취를 해야 한다.

폐기능부전 »

마지막으로 가장 두려운 폐합병증은 급성 폐기능부전이다. 이는 폐가 산소를 받고 이산화탄소를 내보내는 가장 기본적인 기능을 하지 못함으로써 환자가 저산소증으로 사망할 수 있는 치명적 상태를 말한다. 그 원인은 폐렴, 기도 흡입, 패혈증 등 수없이 많고 어느 한 가지보다는 여러 요인이 복합적으로 작용하여 발생한다. 이때는 호흡기로 호흡을 유지하면서 원인을 찾아 치료한다.

● 심혈관계 합병증

급성 관상동맥증후군 »

급성 관상동맥증후군은 흔히 '협심증'이라고도 불린다. 심장의 관상동맥이 경련으로 좁아지거나 죽상경화로 이미 좁아져 있던 혈관이 수술이라는 스트레스, 저산소증, 통증 등으로 인해 더 좁아져 나타나는 심장 근육의 허혈현상을 말한다. 환자가 심한 흉통을 호소할 수 있으므로 즉시 심전도로 확인하여 응급조치를 취해야 한다. 관상동맥이 완전히 막힐 경우 심근의 괴사가 진행되는 심근경색으로 진행될 수 있으며 빠른 시간 내에 혈류를 재개통시키지 않으면 사망할 수 있는 응급 상황이다. 심근경색이 있었던 환자는 최소한 4~6주가 지난 후에 수술을 받는 것이 안전하다.

심부정맥혈전증 »

수술 후 비교적 흔한 혈관계 합병증으로 하지의 심부정맥혈전증이 있다. 종아리 부근의 심부정맥에 피가 정체되어 응고됨으로써 혈전이 생기고 그로 인해 혈류가 막혀 하지의 부종과 통증을 유발하는 병이다. 고령, 비만, 피임약 복용자, 심장 질환이나 장기간 움직이지 못하는 환자에서 잘 발생하며 혈전증 환자의 약 1% 정도에서 혈전이 떨어져 나와 폐혈관을 막아버리는 폐색전증이 발생할 수 있으므로 적극적인 치료가 필요하다. 폐색전증은 조기에 진단하기 어려울 뿐만 아니라 사망률이 높은 합병증이다. 수술 전에 하지에 탄력붕대를 착용하거나, 수술 후 공기 주입 스타킹을 신고 조기 보행 등으로 정맥울혈을 예방한다.

● 신장 합병증

급성 신부전증 »

급성 신부전증은 수술 후 발생할 수 있는 가장 두려운 신장 합병증이다. 신장의 노폐물 배설 기능이 떨어지면서 혈액 내 혈중요소

질소(BUN)과 크레아티닌 수치가 증가하고 수술 후 환자의 소변량이 시간당 30ml 이하로 나올 경우에 급성 신부전증을 의심할 수 있다. 그러나 수술과 통증 등 스트레스에 대한 인체의 정상 반응으로 항이뇨작용을 하는 바소프레신이라는 호르몬이 분비되면 수술 직후에 소변량이 감소하는 경우도 있다. 이때는 급성 신부전증과의 감별이 필요하다.

급성 신부전증의 원인은 첫째, 출혈이나 탈수로 인해 체내 혈류량이 부족하여 신장으로 가는 혈액량이 절대적으로 부족하거나 둘째, 신독성을 지닌 항생제나 기타 약제 및 세균에서 분비되는 독소 등에 의해 신장의 여과 기능을 담당하는 세뇨관이 손상을 입은 경우 셋째, 도뇨관이 막히거나 전립선 비대로 배뇨가 이루어지지 않을 경우 등 여러 가지다. 그러므로 급성 신부전증이 의심되면 우선 그 원인을 찾는 것이 급선무이다. 원인에 따라 치료 방법이 크게 달라지기 때문이다. 급성 신부전증은 적절한 치료가 이루어지면 신장 기능이 정상으로 돌아오지만 혈액 투석이나 복막 투석을 해야 하는 만성 신부전증으로 진행할 수도 있으므로 적극적인 치료가 필요하다.

● 뇌신경계 합병증

뇌경색과 뇌출혈 »

수술 중 환자는 마취제에 의해 의식이 없어졌다가 마취제 흡입을 중단하면 의식을 서서히 찾는다. 가끔 마취제가 과도하게 흡입되거나 마취 효과가 오래 지속될 때 의식 회복이 늦어지는 경우가 있는데, 특히 고령 환자에게 잘 일어난다. 이밖에 수술 후 의식이 없는 원인으로는 저혈당이나 저산소증이 오래 지속되어 뇌에 손상을 유발하는 경우가 있다. 이 역시 만성 폐질환, 당뇨, 죽상경화증이 있는 고령의 환자에게 발생할 가능성이 높다. 또한 뇌혈관이 막혀 생기는 뇌경색이나 뇌혈관이 터져 생기는 뇌출혈 같은 합병증이 수술 후에 발생할 수 있다. 발생 빈도는 그리 높지 않지만 고혈압, 당뇨 등과 같은 위험 인자를 갖고 있는 환자에게 발생할 가능성이 높다.

일시적 섬망증 »

대부분의 환자들은 수술에 대한 걱정과 두려움을 가지고 있다. 수술 직후에는 마취 기운이 남아 있고 통증으로 인해 약간의 혼돈 상태를 경험하기도 한다. 대수술을 받고 중환자실에 격리되어 치료를 받는 환자는 주위 사람이나 장소를 알아보지 못하거나, 환청이나 환각 증세를 보이는 수술 후 정신증 또는 섬망증을 보일 수 있다. 이 경우 환자가 흥분 상태에서 자해를 하거나 주사나 도뇨관 등을 빼버리는 등의 위험한 행동을 할 수 있으므로 적절한 정신과 약물을 투입하여 진정시켜야 한다. 다행히 대부분의 수술 후 섬망증 환자들은 증상이 일시적이며 영구 장애가 남지 않는다.

○ 수술 후 감염

19세기 중반, 파스퇴르(Louis Pasteur, 1822~1895)와 코흐(Heinrich Hermann Robert Koch, 1843~1910)가 세균을 발견하여 감염의 원인을 밝히고 리스터에 의해 무균법 개념이 도입됨으로써 외과 의사의 영원한 적인 세균과의 전쟁이 시작되었다. 20세기 초, 플레밍(Alexander Fleming, 1881~1955)에 의해 개발된 '페니실린'이라는 강력한 무기를 갖추면서 세균과의 전면전은 인류의 일방적 승리로 끝나는 듯했다. 그러나 세균은 곧바로 페니실린에도 죽지 않는 균을 스스로 만들어냈고, 인간은 그 세균을 죽이기 위해 더 강력한 항생제를 만드는 악순환이 시작되었다.

오늘날에도 외과의사들은 감염의 늪에서 헤어나지 못하고 있다. 항생제의 남용은 어떤 항생제에도 죽지 않는 '슈퍼 박테리아'의 출현을 야기했고 감염의 위험은 과거에 비해 높아졌다.

수술 환자들은 면역 기능이 저하되어 감염에 특히 취약하다. 의료인들과의 접촉을 통한 감염도 있지만 대부분 감염 원인은 환자 자신이다. 사람의 코, 입, 피부, 장 내에는 항상 세균이 상주하고 있지만 건강할 때는 전혀 문제를 일으키지 않는다. 수술 후 창상 부위에는 피나 삼출액이 고이게 되고, 이는 세균이 번식하기에 최적의 배양토 역할을 한다. 만약 환자의 영양 상태가 부실하거나 당뇨, 비만이 있으면 감염될 가능성은 더욱 높아진다.

> **TIP 다발성 장기부전**
> 균혈증이나 패혈증 등의 증상이 악화되어 장기의 손상이 다발적으로 일어난 상태를 말한다.

수술 후 잘 발생하는 감염은 폐렴, 혈관염, 요로 감염, 창상 감염, 복강내 감염, 이하선염 등이 있다. 수술 후 발열과 감염 증상이 나타나면 즉시 감염 원인을 규명하여 적절한 치료를 해야 한다. 감염의 가장 두려운 결과는 세균이 혈류로 들어가 번지는 패혈증으로, 조절이 안 될 경우 다발성 장기부전을 일으켜 사망할 수 있다.

○ 창상 합병증

혈종, 장액종 »

창상이란 복벽의 수술 상처 부위를 일컫는다. 지혈이 불완전하였거나 수술 중 혈압이 낮아 출혈이 되지 않았던 작은 혈관이 수술 후 혈압이 오르면서 재출혈을 일으키면 창상에 '혈종'이 생길 수 있다.

피하지방이 두꺼운 환자는 지방이 괴사되어 녹거나 림프액 등이 고여 '장액종'이 생길 수 있다. 이는 세균이 증식할 수 있는 좋은 배양토가 되므로 창상을 열어 고인 피나 장액을 빼내야 창상 감염을 예방할 수 있다.

봉합부전 »

고령, 비만, 당뇨, 폐질환 등이 있는 환자는 심한 기침으로 복압이 증가하여 창상이 벌어지는 '봉합부전'이 생길 수도 있다. 복벽은 피부, 피하지방, 근막, 근육층, 복막 등 여러 층으로 되어 있으며 배를 닫을 때 각각의 층들을 따로 봉합한다. 그러므로 봉합부전도 복벽의 일부 층이 벌어지거나 전 층이 모두 벌어지는 경우가 있다. 특히 복벽의 전 층이 터지면 소장 등 뱃속의 장기들이 외부로 노출되므로 응급수술을 시행해야 한다. 수술 후 수개월이 지나서 복벽 중 가장 튼튼한 근막이 아물지 않고 터지는 경우도 있다. 피부와 피하지방층은 그대로 붙어 있고 근막이 벌어진 구멍으로 장기가 빠져나오는 창상 탈장이 발생한다. 재수술로 교정이 필요하지만 탈장이 재발할 가능성이 높고, 특히 비만인 환자는 치료가 쉽지 않다.

창상 농양 »

봉합사인 실크에 의한 '창상 농양'도 주의해야 할 창상증후군이다. 실크는 오래 전부터 사용해 온 봉합사로써 튼튼하고 다루기 편해 현재까지 가장 많이 사용하고 있다. 그러나 인체 내에서 흡수가 되지 않고 주위 조직에 염증 반응을 잘 일으키는 단점이 있다.

복벽 중 근막이나 피하지방층은 대개 실크로 봉합하므로 수술 후 상당 기간이 지난 후에도 염증과 세균성 농양을 유발할 수 있다. 창상의 부위가 빨갛게 부어오르면서 농양이나 진물이 터져 나오는데 실크를 제거해야 상처가 치유된다.

> **TIP 농양 膿瘍**
> 세균의 침입으로 신체조직 속에 고름이 고이는 증세를 말한다. 급성과 만성이 있다. 급성은 포도상구균·연쇄상구균 등 화농균에 의하여 발생한다. 치료는 항생제를 투여하는 방법과 수술을 통한 고름 제거 방법이 있다.

● 장유착

개복수술을 받고 나면 장들이 서로 달라붙거나 창상 아래쪽의 복벽에 소장이 붙는 장유착이 발생한다. 장유착은 인체의 정상적인 치유 과정의 하나이며, 정도의 차이가 있을 뿐 개복수술 후에는 거의 모든 환자에서 발생한다. 장유착의 정도는 환자의 체질, 복부의 외상 및 손상 정도에 따라 차이가 있다. 일반적으로 위암 수술과 같은 상복부 수술보다는 직장암 수술 같은 하복부 수술 후 더 심하게 나타난다.

장유착이 있어도 대부분의 환자들은 일생 동안 별다른 불편함을 느끼지 않는데, 이는 유착 정도가 심하지 않아 가스나 음식물이 장을 통과하는 데 큰 지장이 없기 때문이다. 그러나 장유착이 심하면 장이 부분적으로 좁아져 뱃속에 가스가 차고 식사 후 복통을 느낄 수 있으며, 장이 완전히 막히면 심한 복통과 함께 토할 수 있다. 이를 '유착성 장폐색'이라 하며 복부 수술 후 흔한 합병증 가운데 하나이다.

장유착이 나타나면 금식하고 비위관을 삽입해 장의 압력을 낮추면 대개 증상이 호전된다. 이러한 보존적 치료로도 장폐색이 풀리지 않으면 수술을 해서 유착 부위를 풀어주어야 한다.

위암 수술에 따른 합병증

○ 복강내출혈

위 절제를 한 뒤에는 문합부 위 점막에서 출혈이 일어날 수 있으나 대개는 곧 멎는다. 위절제술을 할 때 굵은 혈관들은 실로 묶고 작은 혈관들은 전기 소작기로 지혈한다. 이때 실이 풀리거나 작은 혈관을 놓쳤을 때 수술 후 복강내출혈이 발생할 수 있다. 일단 환자의 맥박, 혈압 등 활력 징후와 시간당 소변 배출량 등을 면밀히 관찰하면서 수혈을 시행한다. 그래도 출혈이 계속되면 재수술을 고려해야 한다. 주로 수술 후 24시간 이내에 출혈이 일어나지만 수술 후 며칠이 지나서 지연출혈이 있을 수도 있다.

세브란스병원에서는 1990년부터 위암 수술 시 수술 전 과정을 전기 소작기로 진행하는 새로운 수술법을 도입하여 수술 시 출혈과 그에 따른 수혈 과정의 어려움을 극복했다.

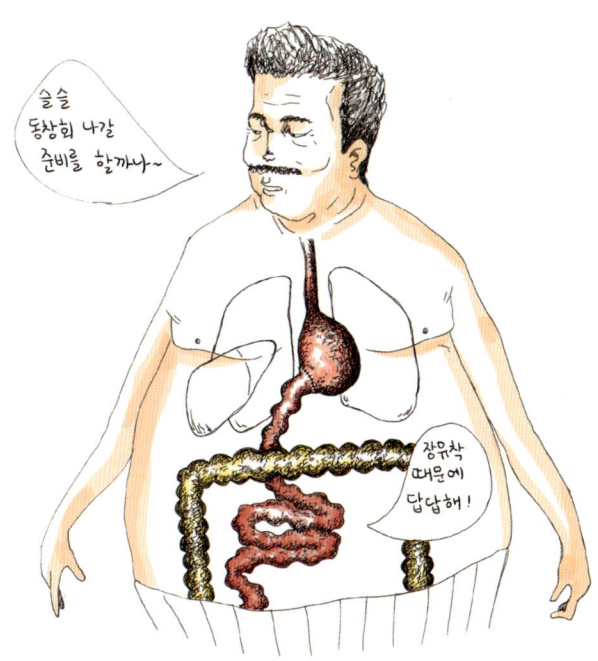

◉ 수술 부위 누출

수술 부위 누출은 십이지장 절단부와 위장관 문합부 누출이 있다. 위아전절제 후 B-Ⅱ 술식이나 위전절제를 시행 할 경우 유문부 아래 십이지장은 절단 후 봉합하게 된다. 만약 이 봉합 부위가 새면 많은 양의 담즙과 췌장액이 빠져나와 복강 내에 고이게 되므로 몸 밖으로 배출시켜주어야 하며 장기간 비위관 감압, 금식과 경정맥 영양법을 시행하여 누출부가 저절로 막힐 때까지 기다려야 한다.

 누출 부위가 작을 때는 어느 정도 치료 효과가 있지만 클 때는 치료가 쉽지 않고 사망률도 높다. 또한 치료 도중 환자의 영양 상태가 나빠지고 2차 감염이 되면 패혈증으로 사망할 수 있기 때문에 외과

> **TIP** **비위관 감압**
> 길이가 짧은 관으로 코나 입을 통해 위장으로 삽입하는 기구이다. 방사선이 투과되지 않는 투명한 플라스틱 관으로 위의 압력을 감소시키위 위해 위해 사용하는 것을 말한다.

> **TIP** **경정맥 영양법**
> 경구로 영양을 공급하기 힘들 때 경구를 통하지 않고 수액이나 호스 같은 방법을 통해서 영양을 공급하는 것이다. 경정맥은 목에 분포하는 정맥이다.

의사들은 이 부위 봉합에 특히 신경을 쓰게 된다.

위아전절제 후 위-십이지장(B-I) 또는 위-공장(B-II) 문합부 누출은 매우 드물지만 마찬가지로 적절한 치료가 되지 않으면 복강내 감염 등으로 사망할 수 있는 합병증이다. 보존적 치료가 불가능하면 재수술을 고려해야 한다.

위전절제 후 식도-공장 문합부 누출은 발생 빈도가 좀 더 높고 치료도 쉽지 않다. 식도는 위와 달리 장막층이 없고 혈류가 풍부하지 않아 공장과 연결된 문합부의 긴장이나 허혈이 있으면 누출이 생기기 쉽다. 또한 문합부가 횡격막 바로 아래 위치하여 누출부가 재수술하기 어렵고 배액도 쉽지 않아 복강 내 농양이나 늑막 삼출 농흉 등 2차 합병증을 유발할 수 있다. 따라서 보존적 치료를 해서 누출부가 저절로 막히기를 기대하지만 환자의 전신 상태나 누출 부위의 크기에 따라 치료 성적이 좌우된다. 다행히 최근에는 자동문합기를 사용하여 자동문합이 이루어지고 많은 경험이 축적되어 식도-공장 문합부 누출 자체가 감소하였고 누출이 발생하였을 때 내시경을 이용한 스텐트 삽입술로 누출되는 부분을 내부에서 막아 더 이상 감염이 진행되지 않는 상태로 누출부가 막히기를 기다릴 수 있다. 보통 4~6주 기다리면 대부분의 경우는 저절로 막히며 따라서 누출로 인한 사망률도 점차 감소하고 있다.

◉ 문합부 폐색 또는 협착

식도나 위, 소장을 자르고 꿰매는 수술을 한 뒤에는 일시적인 장의 부종이 올 수도 있다. 수술 직후에는 이러한 부종으로 문합부가 좁아지거나 막혀 가스 배출이 지연되고 구토 등의 증상이 나타날 수 있다. 시간이 지나면서 차츰 부종이 가라앉고 약물 치료와 장 감압을 병행할 경우 빠른 시일 내에 증상이 완화된다. 만약 폐색 증상이 오래 지속되면 내시경이나 방사선 검사를 시행하여 장유착 등의 다른 원인이 있는지 찾아 적절한 치료를 해야 한다.

위전절제 후 식도-공장 문합부에 협착이 올 수도 있다. 식도는 원래 내강이 좁은 장기이고 문합 후에는 손가락 하나가 들어갈 정

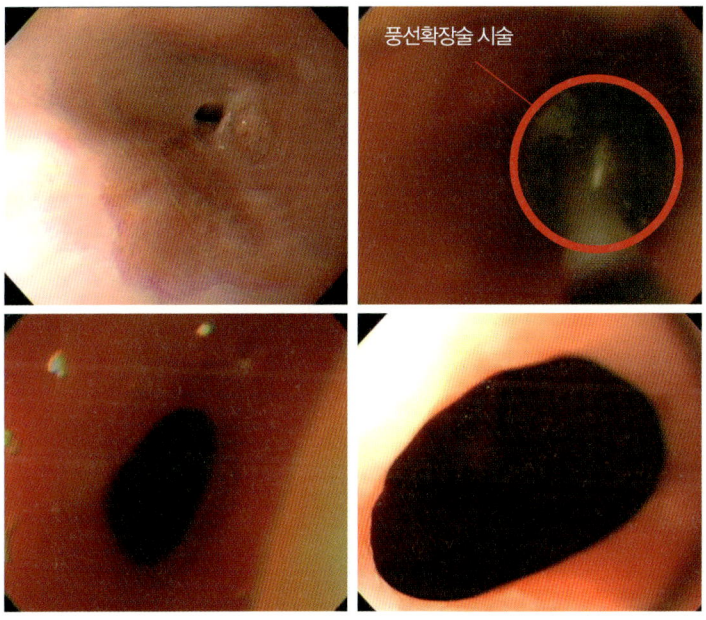

위전절제술 시행 후 부작용으로 문합부 협착이 발생하여 풍선확장술을 시행했다.

도의 구멍이 생긴다. 수술 직후에는 문합부 부종으로 구멍이 더 좁아지므로 음식을 섭취할 때 목에서부터 걸리는 느낌과 함께 음식을 삼키기가 힘들 수 있다. 시간이 지나면 차츰 좋아지나 수개월 후에도 삼키는 것이 곤란하면 내시경으로 문합부 협착이 있는지 조사한다. 협착이 심하면 내시경으로 반흔조직을 절개하거나 풍선확장술을 시행하여 문합부를 넓혀줘야 정상적인 식사가 가능하다. 경우에 따라서는 2~3회 이상의 확장술을 반복해야 하므로 환자에게는 매우 힘든 수술 후 합병증 가운데 하나이다.

● 역류성 위염과 식도염

B-Ⅰ 또는 B-Ⅱ 술식으로 문합한 후에는 담즙과 췌장액이 위로 역류해서 위염을 일으킬 수 있다. 담즙과 췌장액은 알칼리성이므로 '알칼리 역류성 위염'이라고 한다. 속쓰림과 함께 심와부(명치) 통증을 느끼면서 쓴 물을 토할 수도 있고, 유제품을 먹은 뒤 증상이 심해질 수 있다.

위 내시경상 점막의 부종, 발적 등 염증성 변화를 보이고 심한 경우 궤양을 관찰할 수 있다. 대개 위벽 보호제, 담즙 중화제 등 약물치료로 호전되지만, 증상이 너무 심할 경우 담즙의 경로를 다른 곳으로 전환시키는 수술적 치료를 하기도 한다.

위를 전부 절제한 환자는 식도-위 괄약근의 기능이 파괴되므로 섭취한 음식물과 함께 담즙이 식도 내로 넘어와 역류성 식도염을 일으킬 수 있다. 환자는 쓴 물이 올라옴과 함께 '가슴이 뻐근하다, 쓰리다, 아프다, 혹은 명치 부위가 타는 듯하다' 등 여러 증상을 이야기한다. 식도-공장 문합부에서부터 45cm 아래에 공장과 공장을 문합하여 담즙을 우회시키는 루와이법을 시행함으로써 역류를 예방할 수 있으나 그래도 10% 정도의 환자에서는 역류 증상이 나타난다. 특히 식후 바로 누우면 음식물과 함께 역류가 발생하므로 자기 2시간 전에는 음식 섭취를 하지 않도록 하고 누울 때도 상체를 15°가량 높이는 것이 좋다.

● 덤핑증후군

위암 수술 후 많은 환자들이 경험할 수 있는 증후군 가운데 하나가 '덤핑증후군(Dumping Syndrome)'이다. 이는 식후 30분 이내에 가슴이 두근거리고, 식은땀이 나고, 어지럽고, 졸리고, 배가 꾸르거리면서 아프고, 무기력감을 느끼고, 얼굴이 빨개지거나 창백해지고 설사 등을 하는 것이다.

이는 주로 당질이 많이 함유된 음식물이 고농도 상태로 소장으로 갑자기 내려가면 세포외액이 소장으로 빠져나와 생기는 현상이다. 곧, 혈액 속의 수분이 장으로 다량 유입됨으로써 혈류량이 갑자기 줄어들기 때문에 나타나는 증상들이다.

또한 음식물이 소장으로 내려가자마자 곧바로 소화 흡수되어 혈당이 급격히 상승할 수 있다. 급작스런 혈당 상승에 대한 반응으로 췌장에서 인슐린이 대량 분비되어 일정 시간이 지난 후에는 다시 혈당이 급격히 떨어지게 된다. 식후 2~3시간이 지날 무렵에는 섭취한 음식물 중 당분이 이미 많이 흡수되어버린 후이므로 혈당치가 정상 이하로 떨어질 수 있고, 이러한 저혈당으로 인한 무력감, 식은땀, 권태감, 집중력 저하, 현기증, 손발 떨림과 같은 증상이 나타날 수 있다. 이것을 '후기 덤핑증후군'이라 한다.

덤핑증후군의 원인은 아직 확실히 밝혀지지 않았지만 위절제술을 받은 환자들에게 증상이 나타날 가능성이 있고, 실제 정도의 차이가 있을뿐 거의 대부분 경험한다. 그러나 환자가 불편감을 느낄 정도의 심한 증상은 대략 15% 정도에서만 나타난다. 덤핑 증상을 잘 일으키는 음식은 유동성이 높고 탄수화물이나 당분이 많이 들어 있는 아이스크림, 요구르트, 가당음료, 과일통조림, 꿀, 단팥죽, 스파게티, 우동 등이다. 단, 어떤 환자는 빵이나 돼지고기를 먹고 증상이 나타나는 등 개인 차가 있으므로 환자 스스로 덤핑 증상을 일으키는 음식을 파악하고 피하는 것이 예방책이다.

● 영양 결핍과 체중 감소

수술 직후에는 수술 전 체중의 10~20%가량 줄다가 차츰 회복되면서 1년쯤 지나면 거의 수술 전 체중으로 돌아온다. 그러나 많은 경우 5~10%의 체중 감소 상태로 고정된다. 위아전절제에 비해 위전절제 후 체중 감소폭이 더 크다. 수술 후 항암요법을 받는 환자는 항암제 투여 기간 중 식욕감퇴, 구토 등으로 체중이 빠지고 치료가 끝나면 다시 회복된다. 이러한 체중 감소는 수술 후 식사량의 감소, 식사 패턴의 변화, 입맛이나 섭취 음식물의 변화, 위절제에 따른 영양 흡수의 변화 등 여러 요인이 복합적으로 작용해서 생기는 것이지 반드시 영양 결핍을 의미하는 것은 아니다.

혈액 검사를 해보면 칼슘, 총단백량, 알부민, 콜레스테롤 등 영양 상태를 알려주는 수치는 대부분 정상이다. 따라서 감소한 체중이 회복되지 않는다고 걱정할 필요는 없다. 그러나 식사량은 일정한데도 특별한 이유 없이 체중이 자꾸 줄어드는 것은 섭취 음식물에 문제가 있거나 재발 가능성을 시사하는 것이므로 반드시 원인을 찾아야 한다.

◉ 빈혈

철결핍성 빈혈은 위 절제 후 15~50% 나타난다. 위전절제 후나 위아전절제 후 B-II 술식 문합이 된 경우 발생 빈도가 더 높지만 철분 제제의 지속적 투여로 빈혈 증상은 호전된다. 위전절제 후에는 비타민 B12 흡수에 필요한 내인성 인자를 생성하는 체부가 절제되므로 비타민 B12의 결핍이 생길 수 있다. 이 비타민 결핍은 '거대적아구성빈혈'을 유발하여 어지러움, 손발저림, 무력감 같은 증상이 나타날 수 있다. 따라서 위전절제 후에는 정기적으로 비타민 B12 혈중 농도를 측정하고 빈혈 증상이 나타나면 비타민 B12를 피하, 또는 근육에 주사하거나 경구로 복용해야 한다.

◉ 기타 증후군

위 절제를 하면 미주신경이 절단되므로 담낭의 운동 기능이 떨어져 담즙 정체로 인한 담석이 15% 안팎에서 생길 수 있고 담낭에 염증을 일으킬 수도 있다. 고열, 우상복부 통증의 증상이 일어난다. 이는 초음파 검사로 쉽게 진단이 되며 염증이 심할 경우 담낭 절제술을 시행할 수도 있다.

항암 화학요법

항암제의 대부분은 세포주기의 각 단계에 작용해 DNA 복제를 억제하고 세포분열을 방해함으로써 항암 효과를 나타낸다. 위암에는 5-FU, 마이토마이신, 독소루비신, 시스프라틴 등의 항암제를 많이 사용했으나 최근에는 새로이 개발된 옥살리플라틴, 파크리탁셀, 도시탁셀, 이리노테칸, S-1, 캡사이타빈 등도 약효를 인정받아 사용 중이거나 임상시험이 진행 중이다.

항암제 치료의 원리

항암제가 암세포를 죽이는 원리를 알기 위해서는 먼저 세포주기(Cell Cycle)에 대한 이해가 있어야 한다. 생명을 다한 우리 몸의 세포들은 원시 상태의 줄기세포로부터 유사분열을 통해 새로운 세포들로 대체된다. 이때 DNA에 기록된 유전자 정보에 따라 특정 장기에 해당하는 세포로의 분화가 이루어지는데 이때 DNA에 손상이 있을 경우 암세포로 분화되는 것이다.

각 세포들의 유사분열 과정이 바로 세포주기이며 G1-S-G2-M의 4단계 원형주기를 따른다. G1(Gap 1)과 G2(Gap 2)는 세포분열의 준비 단계이며, S는 DNA가 복제되는 단계, M은 체세포로 분열하는 단계이다. G1에서 S, G2에서 M 단계로 넘어가기 직전에는 각각 체크 포인트가 있어 복제와 분열 과정 중 실수가 일어나지 않도록 엄격하게 통제된다. G1 단계는 모세포의 DNA가 복제되기 전에 미리 DNA의 이상 여부를 체크한다. 만약 DNA 손상이 있으면 수리를 하거나 손상이 너무 심하면 세포사멸을 유도하여 비정상적인 DNA의 복제를 사전에 차단한다. 이 체크 포인트를 조절하는 유전자가 그 유명한 'p53 유전자'이다. G2 단계도 이와 마찬가지로 체세포분열이 이루어지기 전에 이상 여부를 점검해서 비정상적 분열을 사전에 차단하는 역할을 한다.

정상세포나 암세포의 종류에 따라 차이가 있지만 결국 세포분열에 필요한 시간은 G1에 의해 좌우된다. 가령 골수나 장점막은 G1 단계가 짧기 때문에 세포주기가 수일에 불과하지만 간이나 신장세포는 G1 단계가 길어 세포주기가 수개월에 이른다.

암세포도 종류에 따라 수일에서 수개월까지 세포주기가 다양하나 주위 정상조직에 비해 훨씬 빨리 분열하고 증식한다. 1개의 암세포는 $10^1, 10^2, 10^3$…과 같이 지수 성장 속도로 무섭게 분열, 증식하다가 일정 크기에 이르면 분열 속도가 점차 늦어지면서 종양의 성장 속도가 둔화된다. 항암제는 성장 속도가 빠른 세포에 주로 작용하며 세포를 직접 죽이기도 하지만, 대부분은 세포주기의 각 단계에 작용해 DNA 복제를 억제하고 세포분열을 방해함으로써 항암 효과를 나타낸다.

항암제 치료의 원칙

암세포가 처음 발생하여 분열을 시작하면 빠른 속도로 성장하므로 이때 항암제를 투여하면 가장 효과적으로 암을 제거할 수 있을 것이다. 그러나 불행히도 이러한 초기 단계에서는 암으로 인한 증상이 없고 방사선이나 혈액 검사로도 암을 발견할 수 없는 단계이므로 현실적으로 거의 불가능하다. 게다가 항암제는 모든 암을 한 번에 죽이지 못하고 일정 부분만 죽인다. $1,0^{10}$개의 암세포 가운데 99%를 죽여도 10^8개의 암세포가 남게 되는 것이다.

또한 암이 어느 정도 크기로 자라면 분열과 증식 속도가 늦어져 항암제의 감수성은 더욱 떨어지게 된다. 따라서 종양이 적을수록 항암제의 효과는 커지고 종양이 클수록 항암제의 효과는 낮아지는 결론에 이른다.

> **TIP 항암제 치료의 3원칙**
> 1. 암이 최소화되어야 한다.
> 2. 동시에 여러 항암제를 투여한다.
> 3. 여러 번 나누어서 투여한다.

항암제의 또 다른 한계는 약의 내성이다. 항생제에 내성을 가지는 세균이 등장하는 것과 마찬가지로 암세포가 분열을 계속하면서 적어도 1개 이상의 유전자 변이가 일어나고 이 유전변이에 의해 약제내성이 발생한다. 약제내성을 가진 암세포들은 전이를 일으키고 항암제를 투여해도 잘 반응하지 않는다.

이와 같이 현재까지 밝혀진 암과 항암제의 관계를 토대로 항암제의 치료 효과를 극대화하기 위해서는 일정한 세 가지 원칙이 지켜져야 한다.

첫째, 암이 최소화되어야 한다. 위암의 경우 수술로 원발암을 제거한 뒤 남아 있는 암을 죽이기 위해 보조항암요법을 시행하는 것도 이 때문이다. 난소암의 경우 암이 너무 퍼져 근치적 절제가 안 되더라도 수술로 암 덩어리를 최대한 제거하는 수술을 한 후 항암제를 투여하면 효과가 있다.

둘째, 동시에 여러 항암제를 투여한다. 항암제는 종류에 따라 세포주기 중 특정 단계에 작용하여 암세포의 분열을 억제하므로 항암작용의 기전이 서로 다른 여러 약제를 동시에 투여하는 칵테일요법이 일반적인 추세이다. 이로써 항암의 상승작용을 기대할 수 있고 아울러 약제내성과 부작용을 최소화할 수 있다.

> **TIP 약제내성** 藥劑耐性
> 의약품을 연용하면 점차 증량하지 않으면 효력이 나타나지 않는 성질이다.

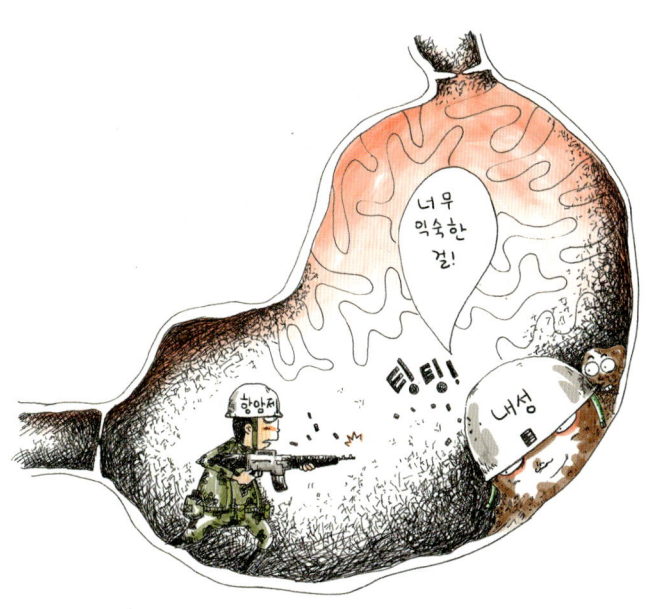

셋째, 여러 번 나누어서 투여한다. 2차 세계대전에서 수백 대의 폭격기가 동시에 수만 발의 폭탄을 투하하는 융단폭격을 하였으나 적의 수뇌부에는 치명타를 입히지 못하면서 오히려 민간인만 죽고 도시가 초토화되는 불상사가 일어났다. 항암제도 마찬가지다. 많은 양을 한꺼번에 투여하더라도 모든 조직을 죽일 수 없을 뿐더러 정상조직의 손상만 커진다. 따라서 적정한 양의 항암제를 함께 투여한 뒤 조혈 기능이 회복되는 3~4주 후에 다시 약제를 투여한다. 투여 기간은 짧게는 6개월부터 길게는 2년까지 다양하다. 항암제를 여러 번 투여할수록 항암 효과가 클 것 같지만 반드시 그렇지는 않다. 유방암과 대장암에서 항암제 투여를 6회 시행한 경우와 12회 시행한 경우를 비교한 연구 결과, 차이가 거의 없었다고 보고되고 있다.

항암제의 종류

현재 임상에서 사용하고 있는 항암제들은 철저한 검증 작업을 거쳐 약효와 안전성이 인정된 약물들이다. 또한 항암제의 조합도 "이 약과 저 약을 함께 투여해 보니 효과가 좋더라" 하는 임상경험에서 비롯한다. 항암제 조합은 다음과 같은 원칙 아래 이루어진다.

첫째, 각 약물들은 특정 암에 대해 독립적인 항암작용을 해야 한다. 둘째, 각 약물들의 항암작용 기전이 달라야 한다. 셋째, 각 약물 사이에 교차내성

TIP 교차내성 交叉耐性
약리작용(藥理作用)이 비슷한 다른 약을 사용함으로써 생긴 약제 작용에 대한 내성을 말한다.

이 없어야 한다. 넷째, 각 약물들에 따라 부작용이 달라야 한다. 항암제를 성분별로 나누면 다음과 같다.

● 알킬화 약물

항암제의 시초인 나이트로젠 머스타드가 대표적이다. 그밖에 부설판, 크로람부실, 사이클로포스파마이드, 시스프라틴, 카보프라틴, 다카바진, BCNU, CCNU 등이 있다. 최근 우리나라에서 개발된 신약인 합토프라틴도 여기에 속한다.

 화학적으로 불안정한 알킬기가 인체 내로 들어오면 세포주기에 따라 분열이 진행 중인 세포의 DNA에 교차 접합을 함으로써 DNA 복제가 이루어지지 않게 되어 결과적으로 세포가 죽게 된다. 혈액암이나 고형암에 널리 사용되며 위암의 경우 주로 시스프라틴이나 합토프라틴을 많이 사용하고 있다. 그러나 정상세포의 DNA도 손상될 수 있으므로 남자의 경우 무정자증, 여자는 무월경이나 난소 위축이 발생할 수 있고, 백혈병 같은 2차암의 발생이 드물게 보고되고 있다.

● 대사억제제

DNA 성분인 뉴크리오사이드와 구조적으로 유사하기 때문에 쉽게 DNA 속으로 들어가 결합한다. 일단 결합이 이루어지면 거짓 신호를 보내 DNA 복제를 교란시킴으로써 정상적인 핵산, 곧 DNA의 합성을 방해한다. 따라서 세포주기 중 S 단계에 주로 작용하는 물질이다. 5-FU, Ara-C, 6-MP, 메토트렉세이트 등이 있다. 위암에서는 5-FU, 메토트렉세이트가 가장 많이 사용되며, 같이 투여할 경우 상승작용을 한다. 특히 5-FU는 주사제뿐만 아니라 경구용 약제로도 개발되어 있다.

● 식물성 알카로이드

흰독말풀, 주목, 협죽도과 등의 식물에서 추출된 물질로 빈크리스틴, 빈브라스틴, VP-16, 파크리탁셀, 도시탁셀 등이 있다. 종류에 따라 세포주기의 M, G2 또는 S 단계에 작용하여 세포분열을 억제한다. 위암에서는 VP-16, 파크리탁셀, 도시탁셀 등이 사용된다.

● 항생제

대부분 토양 미생물에서 추출한 물질들로 블레오마이신, 독소루비신, 마이토마이신 등이 있으며, 주로 G2와 M 단계에 작용하여 DNA와 RNA의 합성을 방해한다. 위암에서는 독소루비신과 마이토마이신을 많이 사용하고 있다.

● 표적치료제

암 발생 기전에 관련한 다양한 신호체계들이 분자생물학의 발전으로 밝혀지면서 이를 차단하고자 하는 수많은 표적치료제들이 개발되고 있다. 세포주기에서의 암과 정상 내피세포 간의 차이점을 기초로 혈관 내피 성장 인자를 표적으로 하는 아바스틴이 개발되었다. 대장암, 폐암, 유방암 환자를 대상으로 시행된 임상연구에서 이미 승인되었으며, 위암에서도 임상연구가 진행되어 중간 분석에서 우월함을 입증하였다.

위암에서 1차치료제로 사용되는 표적치료제는 허셉틴이다. 이 약제는 HER2라는 위암에서 발현되는 유전자에 대한 표적치료제로, 10~15%의 위암 환자에게 사용된다. ToGA3상 임상연구에서 HER2 양성 환자에서 기존 항암제와 병합 투여하였을 때 우월한 생존율을 증명하여 현재 표준치료제로 사용되고 있다. 최근에는 1차 항암 치료 후 사용하는 2차치료제로 사이람자가 표적치료제 승인을 받았다. 사이람자는 혈관내피성장인자에 결합하여 신생 혈관을 억제하고 신호 전달 과정을 저해해 위암의 성장을 억제한다. 2차 치료제로서 가장 흔히 사용되는 파클리탁셀과 파클리탁셀/사이람자 병합용법과 비교할 때, 병합 치료에서 9.6개월 대 7.4개월의 우월한 생존 기간을 기록하며 현재 표준치료제로 사용되고 있다.

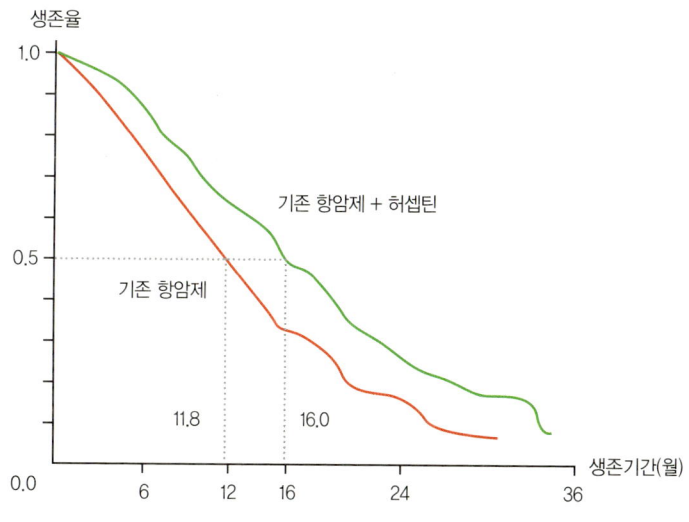

기존 항암제 단독 투여와 허셉틴 병합 투여 생존율 비교

항암제의 부작용

항암제는 암세포뿐만 아니라 세포분열과 증식이 활발한 골수, 모낭, 구강이나 장점막, 생식선과 같은 정상조직에 세포독성을 일으킨다. 항암제 부작용의 대부분은 이와 같은 약물의 세포독성에 의한 것이다.

○ 골수 기능 억제

골수 기능 억제는 거의 모든 항암제에서 나타나며 그 정도는 항암제의 용량에 따라 달라진다. 항암제 투여 후 10~14일째에 가장 저하되었다가 3주쯤 지나면 회복이 되면서 4주째는 정상으로 회복되므로 항암제 투여는 대개 3~4주 간격으로 시행한다. 골수 기능은 백혈구, 혈소판, 적혈구의 순으로 감소하며 이로 인해 감염, 출혈, 빈혈 등의 부작용을 초래할 수 있다. 따라서 반드시 혈액 검사를 시행하여 적정 수준 이하가 되면 수혈이나 백혈구 생성을 촉진하는 GSF를 투여하고 정도가 심할 때는 항암제 용량을 줄이거나 치료를 지연 또는 중단해야 한다.

○ 탈모

탈모는 정도의 차이는 있지만 대부분의 항암제가 일으키며 환자에게는 상당한 정신적 스트레스를 주는 부작용이다. 특히 독소루비신, 사이클로포스파마이드, 탁솔제제, 빈크리스틴 같은 약물은 투여 후 1~2주 내에 머리카락이 심하게 빠진다. 그러나 항암제 투여가 끝나면 거의 정상으로 회복된다.

○ 구강 점막 손상

구강 점막의 손상은 입 안에 염증과 궤양을 만들어서 통증을 일으키고 입맛을 잃게 하고 침 분비를 증가시킨다. 이로 인해 의사소통 장애, 음식 섭취 장애, 수면 장애가 일어난다. 항암제 투여 중에는 구강 위생과 영양 섭취에 신경을 써야 구내염을 예방할 수 있다.

○ 생식선 기능 저하

생식선 기능 저하는 알킬화약제에서 나타날 수 있으며 배란과 정자 생성이 억제된다. 남성 환자의 경우 항암제 치료를 받기 전에 정자를 정자은행에 보관해 놓는 것을 고려할 수 있다. 여성 환자는 배란이 억제되고 무월경을 경험할 수 있다. 치료가 끝나면 30세 이전의 환자는 대개 정상으로 회복되지만 35세 이후의 환자에서는 월경이 불규칙해지거나 조기 폐경이 올 수도 있다.

○ 오심과 구토

오심과 구토는 항암제 투여의 가장 흔한 부작용이다. 이는 항암제가 뇌의 구토중추를 자극해서 나타나며 항암제 투여 후 1~3일째에 나타난다. 때로는 일주일 이상 지속될 수도 있으며, 어떤 환자들은 항암제 투여일이 다가온다는 생각만 해도 증상이 나타나기도 한다. 이 부작용은 환자에 따라 상당한 차이가 있으며 심할 경우 항암제 투여를 거부할 정도로 심각할 수도 있다. 다양한 항구토제가 개발되어 임상에서 사용하고 있으나 치료 효과 또한 환자에 따라 다양하게 나타난다.

● 기타 부작용

이밖에도 약물의 종류와 용량에 따라 호흡기, 신경계, 신장, 간, 심장 등에 특이한 부작용을 유발할 수 있으므로 투약 전에 장기 기능을 정확하게 평가하고 기능 정도에 따라 용량을 조절해야 한다.

위암의 항암화학요법

위암에는 5-FU, 시스프라틴 등의 항암제를 많이 사용한다. 최근에는 새로 개발된 옥살리플라틴, 파크리탁셀, 도시탁셀, 이리노테칸, 티에스원, 캡사이타빈과 표적항암제 허셉틴, 사이람자가 약효를 인정받아 표준치료제로 승인받았다. 이외에도 다양한 유전자 이상에 대응하기 위한 신약 임상시험이 활발하게 진행 중이다. 이러한 약제들을 사용하는 위암의 항암화학요법은 언제 어떻게 투여하느냐에 따라, 그 치료 목적에 따라 크게 1)수술 후 보조화학요법 2)수술 전 선행화학요법 3)고식적 화학요법 4)복강 내 화학요법으로 나눌 수 있다.

● 수술 후 보조화학요법

보조화학요법의 이론적 근거 »

보조화학요법은 수술로 원발암을 완전히 제거한 뒤 보조적으로 항암제를 투여하는 것으로 현재 가장 보편적으로 시행하고 있는 방법이다. 조기 위암과 같이 거시적으로나 미시적으로 수술로 암이 완전히 제거되었다고 판단되는 경우에는 시행하지 않고, 미세

전이 가능성이 높은 진행성 위암에서 주로 시행된다.

보조화학요법의 효과 »

이 치료의 궁극적 목표는 몸속에 남아 있을 암세포를 항암제로 완전히 죽임으로써 암의 재발을 방지하여 완치율을 높이는 것이다. 현재 우리나라의 경우 진행성 위암 환자의 대부분은 수술 후 보조화학요법을 받고 있다. 이에 대한 연구도 신약이나 부작용이 적은 약제를 찾아 새로운 조합을 만들거나 환자에게는 경제적으로나 육체적으로 부담을 줄일 수 있는 쪽으로 진행되고 있다. 최근 일본에서 대규모로 시행된 ACTS-GC 3상 임상연구(Journal of Clinical Oncology 2011)에 의하면, 국소적으로 진행된 위암 환자에서 D2 술식 시행 후 티에스원 보조화학요법을 진행한 환자군이 수술 단독 시행 환자군에 비해 3년 생존율이 10%나 높은 것으로 나타났다. 또한 최근 CLASSIC 3상 임상연구(책임 연구자: 노성훈, Lancet Oncology 2014)에서도 수술 후 보조화학요법을 시행한 군에서 생존율이 증가하는 것으로 보고되었다.

　보조화학요법은 수술 후 4주 전후에 시작한다. 수술 상처가 아물고, 체내에 남아 있는 암세포가 아직 자라지 않아 약제에 대한 감수성을 유지할 수 있기 때문이다. 약제는 ACT-GC를 주로 사용하며 CLASSIC 연구 결과에 따라 경구용 항암제인 티에스원을 단독으로 1년간 사용하거나, 캡사이타빈 경구 약제와 옥살리플라틴 주사 병합요법으로 6개월간 치료하는 방법이 있다. 그러나 한계가 없는 것은 아니다. 보조화학요법의 가장 큰 문제점은 모든 치료가 무사히 끝나더라도 암이 재발할 가능성이 있다는 점이다. 이는 처음부

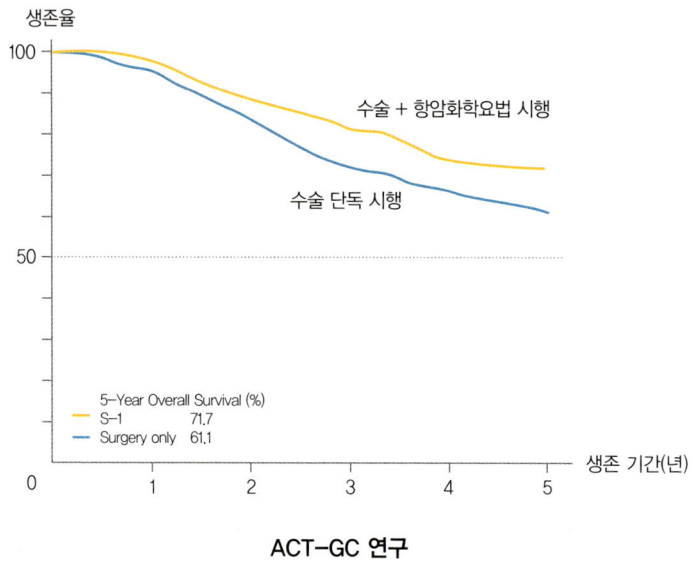

ACT-GC 연구

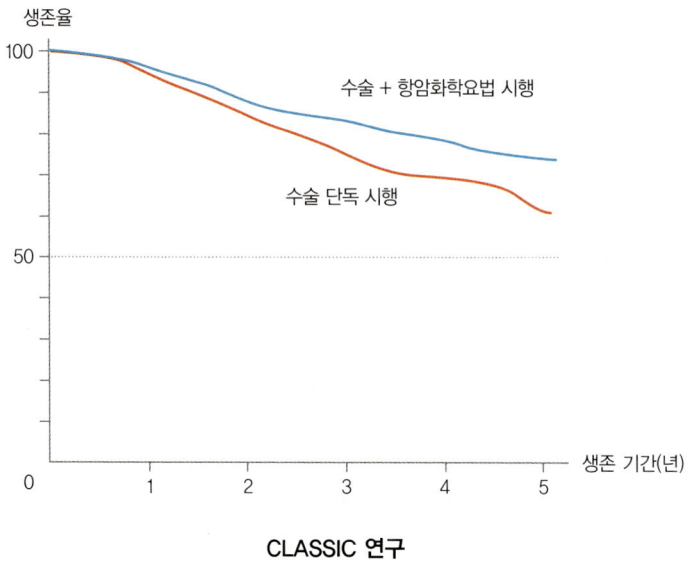

CLASSIC 연구

터 존재했거나 도중에 발생한 내성 암세포가 치료 종료 후 다시 성장하기 때문이다. 이는 아직까지 완벽한 항암제가 없다는 것을 뜻하기도 한다. 보조화학요법의 이상적인 이론을 뒷받침할 수 있는 효과적인 약제가 개발된다면 위암 환자의 예후는 지금보다 더 향상될 수 있을 것이다.

● 수술 전 선행화학요법

선행화학요법의 이론적 근거 »

진행성 위암의 경우 수술 및 보조화학요법과 같은 적극적인 치료에도 불구하고 재발을 완벽히 방지할 수 없다. 이 경우에는 좀 더 적극적인 치료 전략으로 선행화학요법을 선택한다. 수술 전 선행화학요법은 수술 전 항암제를 투여하는 것으로, 국소 원발 종양의 위축을 초래하고 임상적, 병리적 종양의 반응을 유도하여 병기를 하강시키고, 결과적으로 완전 절제율을 높여 국소 재발을 줄이는데 목적이 있다.

수술로 인한 해부학적 구조와 혈류의 변화는 항암제의 혈중 농도를 충분히 올리지 못해 결과적으로 항암 효과를 감소시킬 수 있지만, 선행화학요법은 이러한 단점을 극복할 수 있다.

국소적인 치료가 가능한 고형암에서도 이미 미세전이가 존재하는 것으로 알려져 있고, 위암 환자의 40~50%는 진단 또는 수술 시 말초혈액 내 순환하는 암세포가 존재하는 것으로 밝혀졌다. 선행화학요법은 이러한 미세전이를 박멸할 수 있으며, 종양의 생체 내 항암화학요법의 감수성 판정 목적으로 사용할 수 있다. 환자의 예후를 예측하는 중요한 지표로 사용할 수 있으며 진행하는 생물학적 활동성 암을 가진 환자를 감별하여 불필요한 수술을 줄일 수 있다.

하지만 병기 판정이 불충분할 경우, 임상적으로만 수술 전 병기를 파악하는 조기 위암 환자들에게는 과도 치료의 위험성이 있으며, 반응이 불량한 경우 또는 선행 치료로 인한 심각한 합병증으로 수술의 기회를 잃거나 치료 기간만 연장하는 결과를 초래할 수 있다. 따라서 선행화학요법을 시행하고자 할 때는 재발 가능성이 높은 환자군, 인접 장기 침범 및 림프절 전이로 수술적 절제가 불가능한 환자군 등 고위험군 환자에서 수술 전 적절한 임상적 병기를 판정하여 시행한다.

선행화학요법 연구 및 한계 »

수술 전 선행화학요법을 시행한 경우라 수술만 단독으로 시행한 경우의 예후를 비교 분석한 3상 연구로는 선행PEP요법, FAMTX를 이용한 DGCG연구, 영국의 MAGIC연구가 있다. 이 중 MAGIC연구는 503명의 임상적 병기 2기 이상의 위암 및 하부식도암 환자를 대상으로 진행됐다. 이 연구에서 선행화학요법의 5년 생존율은 36%로 수술 단독 환자군의 23%에 비하여 통계적으로 높았다.

그러나 수술 전 선행화학요법으로 생존율을 높일 수 있는 환자를 선정하는 것 자체가 쉽지 않고 정확한 선정 기준도 정해져 있지 않다. 특히 항암제를 투여하는 수개월의 기간이 지난 후 효과를 보지 못한 경우, 암이 더 진행되어 근치적 절제 시기를 놓칠 수 있다는 위험 요인이 있다. 현재까지 수술 전 화학요법은 수술 전 검사에서 근치적 절제 가능성이 없다고 생각되는 진행성 위암 환자에서

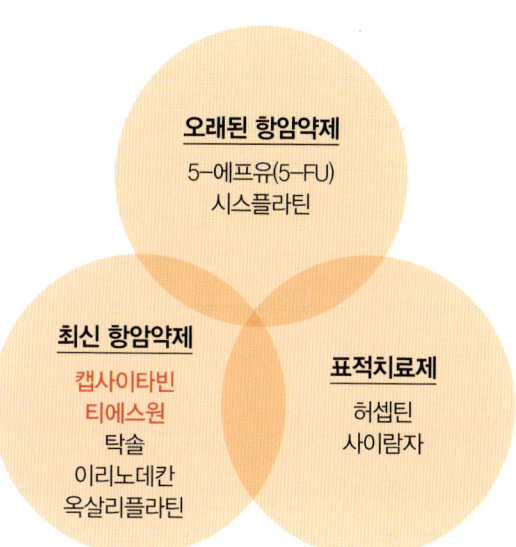

근치적 절제율을 높이기 위한 목적으로 주로 이용되고 있다.

현재 연세암병원을 비롯한 여러 기관에서 이러한 선행항암요법에 대한 임상연구가 활발히 진행되고 있어 그 결과가 도출된다면 좀 더 표준적인 치료법으로 사용되리라 기대된다.

● 고식적 화학요법

고식적 화학요법이란 »

수술이 어려운 위암 4기 환자의 생존 기간을 연장하고 증상을 완화시키기 위한 항암 치료를 고식적 화학요법이라고 한다. 아주 드물게 암이 완전히 소실되는 '완전 관해'가 보고되기도 하지만, 암의 크기가 일부 감소하는 부분 관해나 전혀 반응이 없는 경우가 대부분이다. 따라서 완치 가능성보다는 암 축소로 인한 증상 완화나 생존 기간의 연장이 주된 목적이다. 가장 흔히 사용되는 항암제는 티에스원, 카페시타빈과 같은 경구 항암제와 5-FU, 옥살리플라틴, 시스플라틴과 같은 주사약제가 있으며 효과를 극대화하기 위하여 가능한 경우 두 가지 약제를 병합 투여한다.

● 복강 내 항암화학요법
혈행성 전이보다 전이 능력이 100만 배 높은 복강 내 파종 》

암이 위벽을 뚫고 자라면 복강 안으로 암세포가 떨어져 나온다. 수술 중에도 수술 조작에 의해 암세포가 떨어져 나올 수 있고 절단된 혈관이나 림프관에서 암세포가 유출되어 복강 내로 파종될 수도 있다. 암세포는 침윤과 전이라는 성질에 의해 원발암으로부터 떨어져 나와 주위의 혈관으로 들어간다. 그러나 혈관으로 들어간 대부분의 암세포들은 혈관 내에서 우리 몸의 면역 기능, 혈류 등에 의한 물리적인 요인, 혈관 내피세포의 방어작용 등에 의해 대부분 사멸되고 일부분만 살아남아 혈행성 전이를 일으킨다.

이에 비해 암세포의 복강 내 파종은 혈관보다 전이 능력이 100만 배 정도가 더 높아 소수의 암세포도 종양을 형성할 수 있다. 깨알같이 복강 내에 흩어져 자라는 전이암은 개복 시 발견되는 경우가 많은데 더 진행이 되면 복수가 발생해 수술 전에도 진단이 가능하다. 그러나 이 경우 근치적 수술이 이미 불가능한 단계로 혈관 내 항암제를 투여해도 별 효과가 없다. 또한 수술 후 복막 재발은 위암의 가장 흔한 재발 형태로 아직까지 특별한 치료법이 없는 실정이다.

기타 화학요법

항암제를 복강 안으로 직접 투입하는 까닭 »

복강 내 항암화학요법은 복막 전이의 치료와 예방을 위해 개발된 치료법이다. 항암제를 혈관이 아닌 복강 내로 투입하여 암세포와 직접 접촉케 함으로써 항암 효과를 기대할 수 있다. 그러나 항암제가 암에 직접 접촉하더라도 약제가 암조직 내로 침투할 수 있는 깊이는 2~3cm 정도에 불과하다. 그러므로 복강 내 항암화학요법을 효과적으로 받기 위해서는 육안적으로 보이는 모든 암조직을 가능한 제거하여 복강 내에 수 밀리리터 이하의 암조직이 남아 있도록 수술을 진행하며 이것을 보통 '종양감축술'이라 부른다. 약물 투입 시 고온의 용액에 희석하여 투입함으로써 항암제가 암세포를 더 잘 투과해 공격하도록 하는 효과를 볼 수 있다. 이런 치료 조합을 '종양감축술 후 온열 복강 내 항암요법'이라 부르며 국내외에서 이미 여러 연구 결과들이 보고된 바 있다.

> **TIP 신보조화학요법**
> 수술 전에 몇 차례 항암제를 투여한 뒤 수술을 시행하는 것으로 수술 후 보조 화학요법과 정반대의 수순을 거치지만 그에 못지않은 이론적 근거를 가지고 있다.

이 치료법은 복막 전이가 동반된 위암 환자뿐 아니라 장막을 침윤한 위암에서도 적용될 수 있다. 위벽을 관통한 암은 육안으로 보이는 복막 파종이 없더라도 복강 내 암세포가 있다는 가정 아래 치료하기 때문이다. 최근 보고된 연구 결과에 따르면, 2년 생존율 3~42%, 3년 생존율 3.9~41%, 5년 생존율 6.7~31%로, 이전까지 복막 전이가 동반된 위암 환자의 다른 치료 방법이 의미 있는 생존 기간 연장을 얻지 못했던 것에 비해 더 효과적인 치료법이라고 할 수 있을 것이다. 다만 수술 시간이 오래 걸리고, 합병증 발생률이 높은 편으로 효과적이고 안전한 항암제의 투여 방법과 제제를 찾기 위한 다양한 임상연구가 진행 중이다.

● 구제화학요법

구제화학요법은 1차 치료 후 반응을 보였다가 재발하거나 1차 치료에 반응하지 않는 환자를 대상으로 시행하는 항암제 치료법이다. 대부분 1차 치료에 비해 항암제의 강도는 높아지지만 반응 가능성은 떨어지는 것이 보통이며, 치료 부작용이 나타날 가능성이 높다.

● 동맥화학요법

동맥화학요법은 간동맥 내에 카테터를 거치한 후 이를 통해 항암제를 투여하는 방법이다. 간 전이 병소에 직접 항암제를 투여함으로써 항암 효과를 높이고 전신 부작용을 줄일 수 있는 장점이 있다.

● 온열화학요법

> **TIP 카테터 Catheter**
> 체강(늑막강 · 복막강) 또는 관상(管狀) · 낭상(囊狀)기관(소화관 · 방광 등)의 내용액 배출을 측정하기 위해 사용되는 고무 또는 금속제의 가는 관을 말한다.

온열화학요법은 암세포가 정상세포에 비해 열에 약하다는 원리를 이용한 치료법으로 42~43°C의 용액에 항암제를 섞어 복강 내로 투여한다. 열과 항암제의 상승작용을 기대할 수 있으며 이론적으로는 뛰어난 방법이다. 그러나 수술 시간이 2~3시간 더 걸리며 고온의 용액을 강제로 순환시키기 위해서 여러 가지 장비가 필요하다는 점과 고온으로 인한 합병증이 발생할 수 있다는 단점이 있다. 이들 신약의 항암 효과나 부작용에 대한 검증이 이루어지기까지는 아직도 많은 시간이 필요하다.

방사선 요법

방사선이란 에너지의 이동이다. 방사선은 파장이 길고 에너지가 낮은 라디오파와 적외선을 비롯하여 파장이 짧고 에너지가 높은 X-선, 감마선까지 다양한 종류가 있다. 치료를 위해 100만 볼트 이상의 고에너지를 방출하는 X-선과 감마선을 인체조직에 쏘아 이 전자가 발생시킨 유리로 DNA를 파괴해 암세포를 죽이는 원리를 이용한 것이 방사선요법이다.

암세포를 죽이는 X-선과 감마선

방사선 치료기기와 기술의 발전으로 방사선요법이 수술, 항암화학요법과 함께 3대 항암요법으로 꼽힐 만큼 암 치료에 광범위하게 이용되고 있다.

　방사선이란 에너지의 이동이다. 방사선은 파장이 길고 에너지가 낮은 라디오파와 적외선을 비롯하여 파장이 짧고 에너지가 높은 X-선, 감마선까지 다양한 종류가 있다. 이 중 치료를 위해서는

100만 볼트 이상의 고에너지를 방출하는 X-선과 감마선이 주로 이용되며 이밖에 전자선, 중성자선, 양성자선 등이 있다. X-선이나 감마선을 인체조직에 쏘면 조직과 반응해서 전자를 발생시키고 이 전자가 발생시킨 유리기가 DNA를 파괴함으로써 암세포를 제거하게 되는데 이런 원리를 이용한 것이 방사선요법이다. 방사선에 의해 암세포뿐 아니라 정상세포도 손상을 받지만 건강한 세포는 암세포에 비해 빠르게 회복한다. 다만, 빠르게 증식하는 장점막, 골수, 피부세포 등은 다른 정상세포에 비해 더 많은 손상을 받기 때문에 방사선 치료도 항암화학요법과 마찬가지로 주위 정상조직의 손상을 최소화하면서 암세포를 파괴하는 것에 목적을 둔다.

방사선 치료의 종류

방사선 치료는 환자의 몸 밖에서 암 부위에 방사선을 집중적으로 쪼여 암세포를 파괴하는 원격 치료와 방사능 물질을 캡슐이나 바늘 모양으로 만들어 종양 속에 직접 삽입함으로써 주위 정상조직에 손상을 적게 주는 근접 치료가 있다. 이러한 방사선 치료는 치료 목적에 따라 몇 가지로 나눌 수 있다.

첫째, 방사선 단독 또는 항암화학요법을 병행하여 수술로 제거하기 힘든 부위의 암을 치료하는 것이다. 비인후암·뇌종양·악성 림프종·자궁경부암 등이 해당된다.

둘째, 유방·방광·직장·항문·전립선·피부·뼈·근육·구강·인

TIP 근치적 수술
병의 뿌리를 치료한다는 의미다. 근치적 위절제술은 종양 자체 및 종양을 둘러싼 림프절 등을 모두 제거하여 병을 치료한다는 것이다. 대부분의 암 수술이 여기에 해당한다.

후 등에 발생한 암에 방사선을 쏘인 후에 보존적 수술을 시행하거나 반대로 수술한 후에 방사선을 조사함으로써 장기의 기능을 최대한 보전할 수 있다.

셋째, 근치적 수술 후 암세포가 남아 있을 가능성이 있을 때 재발을 막기 위해 방사선을 조사하는 경우다. 주로 유방암·두경부암·폐암·자궁경부암 및 대장암 등을 수술한 후에 시행하는 것으로서 항암화학요법의 목적과 동일하다.

넷째, 진행된 암의 경우 수술 전에 방사선 치료를 해서 암 덩어리의 크기를 줄임으로써 수술을 쉽게 할 수 있다.

다섯째, 말기암에 의해 통증·출혈·폐색 등이 있는 경우 증상을 완화시킬 수 있다.

방사선 치료가 널리 시행되지 않는 까닭

이상과 같이 방사선 치료는 다양한 목적으로 쓰이고 있지만 위암의 경우에 널리 시행되지 않는다. 그 이유는 방사선 치료도 수술과 같은 국소 치료이므로 수술과 치료 목적이 중복된다는 점, 복강 내 장기들이 대체로 방사선에 취약하다는 점을 들 수 있다. 위에서 열거한 방사선 치료에 적합한 경우를 보면 대부분 몸 밖의 표재성 장기에 발생한 암이거나 방사선 조사가 비교적 용이한 위치의 장기인 경우가 많다. 또한 방사선 조사 시 주위의 중요한 장기가 손상될 가능성이 적다는 공통점이 있다. 이에 반해 위나 췌장 등 몸속 깊이 위치한 장기들은 방사선을 쪼일 때 확실한 표적을 잡기가 쉽지 않고 간이나 소화기관과 같이 방사선에 민감한 장기들이 주위에 많다는 어려움이 있다.

이런 제한으로 인해 위암의 방사선 치료는 수술에 비해 상대적으로 평가절하되어 온 것 사실이다. 하지만 그 치료 효과와 적용 가능성이 완전히 배제된 상태는 아니다. 현재까지 대부분의 연구에서 보조요법으로 방사선 치료의 효과를 입증하는 데 실패했으나, 일부 연구에서는 방사선 치료의 긍정적 효과를 보고한 바 있다.

말기 위암 환자의 치료

'진행성 위암'이란 최초로 위암을 진단할 당시 암이 너무 퍼져서 수술이 불가능한 상태이거나, 수술 후 암이 재발해 재수술이 불가능한 상태를 말한다. '말기 위암'은 기대 수명이 6개월 이하일 때를 말하며 치료 목적도 완치보다는 증상을 완화하는 데 있다. 말기 위암의 증상과 치료법을 살펴본다.

고식적 수술

고식적 수술은 말기 위암으로 인한 증상 완화를 목적으로 하는 것을 의미하나, 최근에는 위암 병소를 제거하여 잔류암의 양을 적게 함으로써 생존 기간의 연장을 기대하는 것까지 그 의미가 확대되었다. 이 수술은 크게 고식적 위

> **TIP 고식적 치료의 의미**
> '고식적'이란 단어의 의미는 근본적인 대책을 세우지 않고 임시변통으로 한다는 뜻이다. 대체로 치유 절제가 불가능한 말기 위암일 경우 시행하는 수술법이다.

절제술과 비절제술로 나뉜다.

● 고식적 위절제술

치유 절제가 불가능한 말기 위암에 대한 고식적 위절제술의 의의는 유문부 폐쇄, 암에서의 출혈, 음식물 통과 장애, 영양 장애 등 암 자체에 대한 증상 완화와 함께 생존 기간 연장을 기대할 수 있다는 데 있다. 근치적 위절제와의 차이점은 수술 후에도 잔류암이 남게 된다는 점과 수술 범위가 환자의 상태에 따라 결정된다는 점이다. 그러므로 환자의 몸 상태를 충분히 고려한 뒤 시행한다. 위절제와 관련된 합병증이나 사망의 가능성이 낮아야 하고 수술 후 음식 섭취가 가능해지는 한편 통증이 완화되어 궁극적으로 환자 삶의 질을 높이는 데 도움이 될지를 따져보고 수술을 결정한다.

고식적 위절제술로 생존 기간 연장을 기대할 수 있는 근거는 주병소를 절제해서 잔류암의 양을 줄이면 종양 양에 반비례해서 화학요법의 효과를 높일 수 있다는 것이다. 고식적 위절제술 후 항암제 투여가 생존 기간을 연장시키는지에 대한 의문은 있지만 비절제술 환자와 비교한 여러 연구 결과, 약 50%의 환자에서 2년 이상 생존 기간이 늘어났다고 보고된 바 있어 그 의의를 인정받고 있다. 한 보고에서는 근치적 위절제술을 어렵게 하는 복막 전이, 간 전이, 3군 영역 이상의 림프절 전이, 주위 장기 침윤 중 하나 혹은 둘만 있는 경우 위절제술 후 양호한 예후를 기대할 수 있으나 셋 이상일 경우 위절제술의 의의가 없다고 했는데, 이는 저자의 경험과 일치한다.

◯ 비절제술

비절제술이란 환자의 전신 상태가 나쁘거나 고식적 위절제술조차 불가능할 정도로 진행된 경우에 환자의 증상을 완화시키기 위해서 시행하는 수술이다. 암으로 인해 식도나 유문부가 막혀서 식사가 불가능한 경우, 장이 막혀 대변을 볼 수 없는 경우, 담도 폐색으로 인해 폐쇄성 황달이 온 경우가 이에 해당한다.

음식 통과 장애에 대한 수술 »

암으로 인해 유문부가 좁아져 있거나 막혀서 음식물이 십이지장으로 내려갈 수 없는 경우, 위와 소장을 연결하는 위-공장 문합술을 시술함으로써 음식물이 십이지장을 거치지 않고 소장으로 내려갈 수 있게 하는 것이다. 전신마취와 개복이 필요한 수술이므로 환자의 상태가 나쁘면 시행할 수 없고, 위 전체에 암이 퍼진 경우에도 시술이 불가능하다. 이런 경우에는 카테터를 소장에 집어넣고 외부에서 카테터를 통해 유동식을 공급하는 경장 영양법을 시도할 수 있다. 식도가 막힌 경우는 여러 가지 우회수술이 개발되었지만 위-공장 문합술에 비해 수술이 복잡하고 커지기 때문에 환자에게 부담이 된다. 따라서 최근에는 이러한 우회수술은 거의 하지 않으며 식도가 완전히 막혀 있지 않다면 내시경을 통해 좁아진 부위에 스텐트를 삽입하는 시술을 주로 하고 있다.

배변 장애에 대한 수술 »

복강 내에 암이 퍼져 대장을 막을 경우, 환자는 가스와 변의 배출이 불가능해져 심한 고통을 받게 된다. 이 경우 식도가 막혔을 때와 같이 대장경을 통해 스텐트를 넣거나 대장의 막힌 부위를 우회하는 수술을 시행하거나 막힌 부위 위쪽의 장을 몸 밖으로 빼내 인공항문을 만들어준다. 만약 소장이나 대장의 여러 군데가 암으로 막히면 이러한 고식적 수술도 불가능하므로 비위관이나 소장관을 삽입하여 가스와 장 내용물을 밖으로 빼내면서 정맥 내 주사를 통해 영양을 공급하는 비경구적 영양법을 시행한다.

폐색성 황달에 대한 수술 »

간에서 생성된 담즙은 담도를 통해 십이지장으로 배출되는데 암으로 인해 담도나 십이지장이 막히면 담즙이 배출되지 않아 황달이 발생한다. 황달이 생기면 온몸이 노랗고 식욕부진, 가려움증 등의 증상이 나타난다. 또한 간 내 담도의 팽창으로 인해 우상복부에 통증이 오고 상행성 담관염을 일으켜 패혈증으로 진행될 수 있기 때문에 신속히 치료해야 한다.

   수술적 치료로는 담낭 또는 담도를 소장과 연결해서 담즙을 배출시키는 복강 내 배액술이 있으나 전신마취와 개복이 필요해 환자에게 부담이 된다. 최근에는 중재적 방사선학의 발전으로 몸 밖에서 카테터를 간 내 또는 담도로 삽입하여 담즙을 배출시키는 체외 배액술이 많이 시행되고 있다. 이 시술은 국소마취로도 가능하므로 환자의 부담은 적지만 카테터가 막히면 재시술을 해야 하고 몸 밖에 카테터와 담즙을 받아내는 비닐봉지를 달고 다녀야 하는 불편함이 있다. 이 경우 좁아진 담도 내로 스텐트를 삽입하여 담도의 개방성을 유지하는 시술이 최근에 개발되어 이용되고 있다.

암성 복수에 대한 수술 »

복강 내 전이암으로 인해 뱃속에 물이 차는 증상으로 양이 적을 때는 이뇨제를 투여하고 배에 바늘을 찔러 복수를 빼내는 복수천자로 조절이 가능하다. 그러나 암이 진행될수록 양이 증가해 심한 복부 팽만과 호흡곤란을 일으키고 복수를 빼내도 금방 다시 차오르므로 치료가 어려워진다. 이럴 경우 카테터를 복강 안으로 삽입하여 배액이 용이하게 하는 방법을 시행한다.

암성 복수가 심한 경우 복강과 내경정맥을 카테터로 연결하는 수술을 하거나 복강 내로 항암제를 투여하거나 온열 관류하는 방법 등이 있으나 아직까지는 수술보다는 대증적 치료를 하는 경우가 대부분이다.

완화 치료

암 전문의에게 암은 정복의 대상이다. 의사들은 수술과 방사선 치료, 항암제 투여 등을 통해 마지막 남은 암세포까지 제거하기 위해 노력한다. 그러나 암 치료에만 너무 집착하게 되면 자칫 환자의 육체적·정신적 고통을 간과할 수 있다. 저자 역시 말기 위암 환자를 치료하면서 항상 갈등과 고민에 휩싸인다.

수술이나 항암제 치료를 하여 환자의 생존을 다소 연장시킬 수 있지만 그 기간 동안 환자의 고통과 경제적 부담만 가중시키는 결과를 낳는 것은 아닌가. 임종까지 자신의 삶을 돌아보면서 뜻깊은 마무리를 준비하고 죽음을 평화롭게 받아들일 수 있도록 도움을 주는 것이 나을까, 하는 생각이 꼬리에 꼬리를 문다. 이러한 문제에 '완화 치료' 또는 '호스피스'가 대안이 될 수 있다. 완화 치료는 환자의 증상 완화를 주목적으로 하는 증상 중심적 치료이며, 환자의 의학적 문제뿐만 아니라 정신적·사회적·영적 문제까지 해결해주는 환자 중심적 치료를 말한다.

최근 조기 완화 치료의 중요성이 대두되고 있다. 암 치료가 주로 이루어지는 종합병원에서는 호스피스보다 포괄적 개념으로 진단 때부터 시작하여 암 치료 과정 중에 생길 수 있는 총체적 고통을 완화시키고 투병기간 동안 치료에 적극 참여할 수 있도록 조기에 완화 치료를 시행하려는 노력이 시작되고 있다. 환자와 가족에게 자율성과 치료 과정에 대한 정보 제공과 선택을 도우며, 투병 과정 동안 삶의 질을 가능한 최대로 향상시키는 것이 완화 치료팀의 목적이다.

● 통증 치료

말기 암 환자는 대부분 암에 의해 육체적으로 직접적인 통증을 느끼지만 불면, 불안, 분노, 우울, 상실감 등의 정신적 요인이 더불어 작용한다. 그러므로 적절한 진통제의 처방과 함께 환자에 대한 세심한 배려와 관심이 필요하다.

진통제의 종류와 투여 경로는 환자의 통증 부위와 정도를 정확하게 평가한 뒤 결정한다. 비교적 가벼운 통증은 아스피린, 아세트아미노펜, 비스테로이드성 소염진통제와 같은 비마약성 진통제로 조절이 가능하지만 대부분의 말기 암 환자는 중등도 이상의 통증을 호소하므로 몰핀, 펜타닐 등 마약성 진통제를 사용한다.

이런 약물은 뇌와 중추신경계에 작용하여 진통 효과를 나타내며 양을 늘릴수록 효과가 크다. 통증 완화를 위해 다량의 진통제를 사용하는 경우 구역질이나 구토가 일어날 수 있고, 어지럽고 정신이 흐릿해지고 변비가 심해질 수 있으므로 이러한 부작용을 잘 관찰하면서 용량을 조절한다.

○ 호스피스

초기의 호스피스는 의료 목적이라기보다는 종교적인 사명감에서 이루어졌다. 평온하고 존엄한 죽음에 대한 관심이 높아지면서 현재는 말기 암을 진단받은 환자가 최대한 자신의 품위와 인격을 유지하고 고통 없이 남은 삶을 보낼 수 있도록 신체적 · 정신적 · 사회적 · 영적 측면의 치료를 돕는 것으로 그 의미가 확대되었다.

우리나라는 1965년 강릉 갈바리의원에서 호스피스 활동이 시작되었다. 현재는 약 70개 이상의 기관에서 운영하고 있다. 종교단체의 병원이나 비의료기관에서 기부금, 후원금, 병원이나 기관 자체 예산에 의존하고 있었으나 2015년부터 건강보험 적용 항목에 호스피스 의료서비스가 포함되었다.

호스피스의 활성화는 말기 암 환자와 가족의 삶의 질을 향상시키고 품위 있는 임종을 도모할 수 있음은 물론이고 최근 논란이 되고 있는 무의미한 치료의 중단, 존엄사 등의 윤리적 갈등을 해결할 수 있는 대안이 될 수 있다. 또한 부적절한 의료 이용 행태를 개선함으로써 효율적으로 의료비를 사용하고 환자를 돌보는 데에 매달려 있는 가족들로 하여금 정상적인 사회생활을 할 수 있게 함으로써 사회경제적 손실을 줄일 수 있다.

Chapter **03**

돌봄의 길

수술과 치료의 큰 산을 넘은 당신에게 박수를 보낸다. 자, 이제 다시 시작이다. 고비를 넘겼다고 해서 마음을 놓고 무절제했던 예전의 생활 태도로 돌아가선 안 된다. 내 몸에 대해 변함없이 관심을 갖고 관찰하며 돌봐야 한다.

치료 후 경과

위암 환자와 가족들이 가장 궁금해하는 것이 바로 예후이다. 그러나 환자의 예후를 정확히 예측하기란 힘들다. 위암의 예후는 암의 악성도, 환자의 면역 기능이나 영양 상태, 암과 숙주 간의 상호 균형, 환자의 치료 순응도, 의사의 적절한 치료, 완치에 대한 환자의 의지 등 여러 요인이 작용하는 복잡한 문제이기 때문이다.

위암의 예후

암을 치료한 후 예상할 수 있는 환자의 경과를 '예후'라고 한다. 수술이나 항암 치료 후 발생할 수 있는 합병증 또는 환자의 삶의 질도 넓은 의미에서 예후라고 볼 수 있지만 일반적으로 암 환자의 예후는 암의 재발 여부나 암으로 인한 사망을 뜻한다. 암은 그 종류에 따라 다양한 예후를 지닌다. 갑상선암의 경우 암으로 인한 사망이 낮으므로 비교적 예후가 좋은 암으로 분류할 수 있는 반면, 폐암이나 췌장암 등은 예후가 나쁜 암에 속한다. 위암이나 대장암 같은 소화기 암은 그 중간쯤의 예후를 보인다.

> **TIP 예후**
> 암을 치료한 후 예상할 수 있는 환자의 경과를 의미한다.

위암 환자나 가족들이 치료에 앞서 가장 궁금해하는 것이 바로 예후이다. 그러나 환자의 예후를 정확히 예측하기란 정말 힘들다. 암의 악성도, 환자의 면역 기능이나 영양 상태, 암과 숙주 간의 상호 균형, 환자의 치료 순응도, 의사의 적절한 치료, 완치에 대한 환자의 의지 등 위암의 예후는 암의 진행 정도나 환자의 요인뿐만 아니라 외적인 요인이 작용하는 복잡미묘한 문제이기 때문이다.

이런 많은 요인들을 단순화시켜서 예후를 좀 더 쉽게 예측할 수 있는 지표가 암의 '병기'이다. 위암은 암의 위벽 침윤도, 림프절 전이, 원격 전이의 세 요인으로 병기가 결정된다. 병기는 현재까지도 가장 정확한 예후 인자임은 분명하지만 같은 병기의 환자라도 어떤 이는 재발하고 어떤 이는 건강한 삶을 유지한다. 이에 의사들은 통계라는 수단을 동원한다. 수백 수천 명의 위암 환자를 추적 관찰하여 재발 여부와 사망 원인을 조사한 데이터를 수집한 뒤 통계적 방법으로 생존율을 구한다.

이렇게 해서 의사들은 "당신은 2기 위암입니다. 5년 생존율이 80% 정도이며 재발 확률은 20% 정도입니다"라고 환자의 예후를 수치를 써서 설명하는 경우가 대부분이다. 이러한 수치는 과학적으로 입증된 객관성 있는 데이터이며, 환자에게는 가장 쉽게 예후를 설명할 수 있는 방법이다. 그러나 통계는 통계일 뿐이다. 사람의 미래는 아무도 알 수 없다. 환자에게 20%의 재발률이라는 통계 수치는 사실 아무런 의미가 없다. 결국 환자의 입장에서는 재발이 되거나 또는 안 되거나의 100% 대 0%의 문제인 것이다. 그러므로 환자들은 이런 수치들에 연연해하지 말고 확신과 긍정적 사고를 가져야 한다.

● 95% 이상의 5년 생존율을 보이는 점막암

조기 위암의 5년 생존율은 90% 이상이다. 조기 위암 중 점막암은 림프절 전이 빈도가 3% 이하이므로 최근에는 95% 이상의 5년 생존율이 보고되고 있다. 이 통계 수치는 사실상의 완치를 뜻한다. 점막암의 예후가 이처럼 좋다 보니 진행성 위암과는 다른 종류의 암이라는 가설도 있으나 점막암은 위암이 확산되기 직전의 초기 단계임은 분명하다. 따라서 점막암의 경우 환자의 삶의 질을 더욱 중시하는 축소 수술을 고려할 수 있다. 반면 같은 조기 위암이라도 점막하암의 경우 20%에서 림프절 전이 가능성이 있고 전이 여부에 따라 5년 생존율이 75~80% 정도까지 떨어진다. 따라서 근치적 위절제술이 필요하다.

● 침윤 깊이가 깊어질수록 병기도 진행

암이 점막하층을 뚫고 근육층까지 도달하면 진행성 위암이라고 한다. 침윤 깊이가 깊어질수록 림프절 전이 가능성은 커지고 병기도 진행된다. 그렇다고 조기 위암은 모두 1기 위암이고 진행성 위암은 모두 2기 이상인가 하면 반드시 그렇지 않다. 조기 위암의 정의는 림프절 전이 여부에 상관없이 점막 또는 점막하층에 국한된 암이므로 만약 림프절 전이가 7개 있다면 2기 위암이 된다. 반대로 근육층 침윤암은 진행성 위암이지만 림프절 전이가 없다면 1기 위암이 될 수 있다. 이런 혼동을 피하기 위해서는 병기로 예후를 이해하면 된다.

2013년 통계청 자료에 따르면 현재 우리나라 위암 환자의 5년 생존율은 처음 발생한 장기인 위를 벗어나지 않은 국한성 암의 경우 95%, 주위 장기 및 인접조직, 림프절을 침범한 국소진행성 위암의 경우 59%, 원격 전이가 발견된 4기 위암의 경우 5.8%로 보고되고 있다. 1기 위암의 경우 5년 생존율이 90% 이상, 2기는 60%, 3기는 40%, 4기는 5~10% 정도이다. 이는 수술자, 치료기관, 항암요법 등에 따라 차이가 나며 국가 간에도 차이가 있다.

● 한국은 위암 치료 성적 최선두 그룹

우리나라의 치료 성적은 일본과 함께 최선두 그룹을 지키고 있다. 미국이나 유럽의 유수한 병원의 치료 성적에 비해 각 병기마다 생존율이 10~20% 이상 높다. 그 이유는 확실치 않지만 우리나라와 일본 의사들이 풍부한 수술 경험을 바탕으로 적극적인 림프절 절제술과 항암요법을 시행하고 있기 때문이라고 생각한다.

저자가 최근 10년간 위암 환자를 치료한 결과, 10명 중 7명 이상은 수술 5년이 된 시점에서 재발 없이 살고 있다. 5년간 재발이 없는 경우 이후에도 재발할 가능성이 매우 적기 때문에 완치로 간주한다. 지난 2000년부터 2010년까지 세브란스병원에서 치료받은 14,268명의 위암 환자를 조사한 결과, 병기별 5년 생존율은 1기가 95.6%, 2기가 86.1%, 3기가 55.0%, 4기가 14.9%였다.

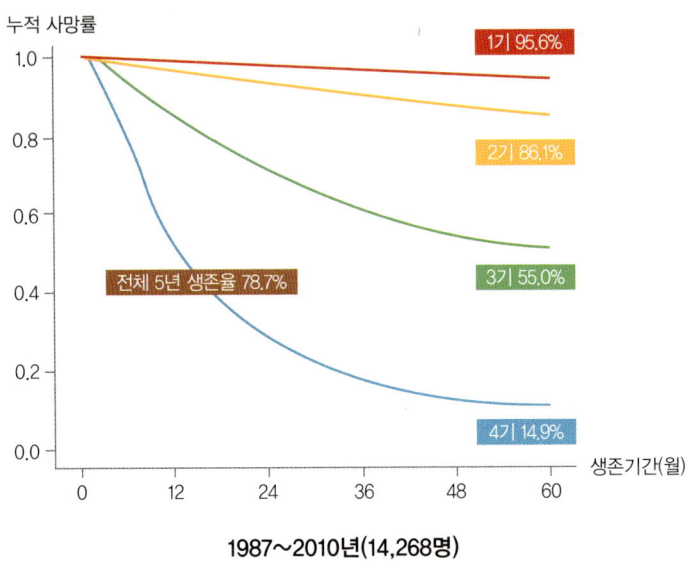

1987~2010년(14,268명)

위암의 예후 인자

위암 환자의 예후를 결정하는 가장 중요한 인자는 TNM(원발 종양, 영역 림프절, 원격 전이)이지만 이밖에도 환자와 종양의 악성도, 치료 인자 등 여러 가지 예후 인자가 있다.

첫째, 환자 인자를 살펴보면 환자의 나이나 성별도 중요한 예후 인자일 수 있다. 양극단의 연령층(30세 이하 또는 70세 이상)에 속할 경우, 그 중간 연령층에 비해 예후가 나쁜 것으로 보고된다. 또한 남성의 경우, 여성에 비해 다소 예후가 좋지 않다는 보고도 있다. 환자의 영양 상태도 중요한 예후 인자이다. 영양실조나 지나친 비만은 수술 후 회복이나 합병증 발생, 암의 재발 등에 영향을 미친다. 이밖에도 당뇨, 고혈압, 뇌혈관 질환, 심혈관 질환 등의 성인병이나 폐 질환, 간 질환 등과 같은 만성 소모성 질환도 환자의 예후에 부정적인 영향을 미친다.

둘째, 종양 인자이다. 종양의 악성도는 여러 요인에 의해 달라질 수 있다. 가령 위 상부에 발생한 암은 위 하부에 발생한 암에 비해 예후가 나쁜 것으로 알려져 있다. 이외에도 종괴를 형성하는 위암보다 궤양을 형성하면서 옆으로 침윤하는 위암의 예후가 더 나쁘고 조직학적으로 미분화암이나 간세포양 위선암, 편평상피세포암 등은 분화암에 비해 예후가 나쁘다고 알려져 있다.

> **TIP 예후 인자**
> 위암 환자의 예후를 결정하는 가장 중요한 인자는 TNM(원발 종양, 영역 림프절, 원격 전이)이지만 이밖에도 환자와 종양의 악성도, 치료 인자 등이 있다.

셋째, 치료 인자를 꼽을 수 있다. 위암의 진단 후 적절한 치료가 이루어졌는지도 중요한 예후 인자이다. 치료 인자에도 여러 가지가 있겠지만 한 가지 간과하기 쉬운 것이 외과의사에 의한 요인이다. 위암의 치료 중 가장 중요한 것은 수술이므로 외과의사에 따라 수술 후 합병증, 사망률에 차이가 크고 장기 생존율에도 차이가 있다. 따라서 위암 환자들은 좋은 외과의사를 선택할 수 있어야 한다. 시설이 훌륭한 대학병원 의사나 유명한 의사를 말하는 것이 아니다. 머리부터 발끝까지 두루 수술을 잘하는 외과의사보다는 위암 전문의를 선택해야 하며 이때 의사의 수술 건수가 중요한 지표가 된다.

1년에 100례 이상의 위암 수술을 집도하는 외과의사라면 수술 시간, 출혈, 수술 후 합병증이 적을 뿐 아니라 궁극적으로 더 나은

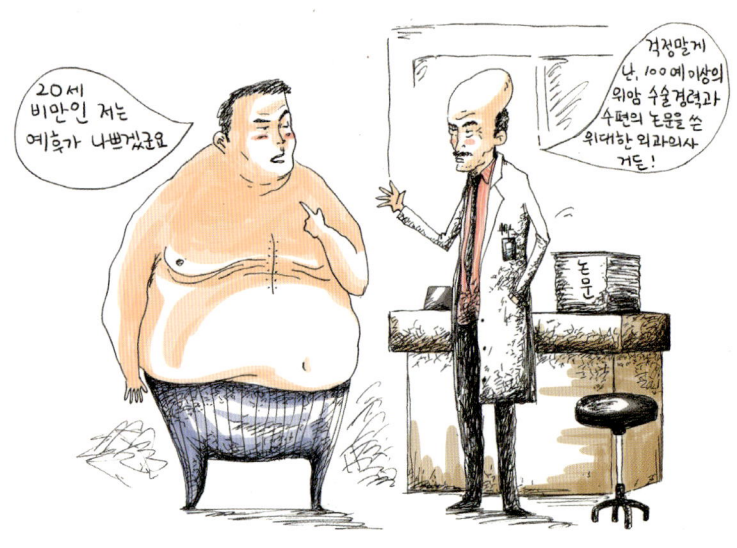

예후를 기대할 수 있다. 덧붙여 열심히 공부하는 외과의사를 찾아야 한다. 누가 열심히 공부하고 연구하는 의사인지 판단하기란 쉽지 않지만 한 가지 잣대가 되는 것은 그 의사가 쓴 논문의 양과 질이다. 매년 권위 있는 학회에서 꾸준히 논문을 발표하고 국제 학술지에도 논문을 게재했다면 공부하는 의사라 인정할 수 있겠다.

위암의 재발

위암의 예후를 결정짓는 가장 중요한 요인은 암의 재발 여부이다. 암 재발의 엄격한 정의는 '수술 또는 항암 치료로 암이 완전 절제되거나 관해된 후 일정 기간 지나서 다시 암이 발생하는 것'이다.

최초 수술 시 암이 불완전하게 절제되었거나 부분 관해만 되었다면 재발이 아닌 암의 진행으로 볼 수 있다.

● 쉽게 끝나지 않는 암

수술로 원발암이 완전히 제거되었음에도 불구하고 왜 암은 재발하는 것일까. 이는 암의 특성 중 침윤과 전이 때문이다. 암세포는 결속력이 약하므로 조직에서 쉽게 떨어져 나와 다른 조직이나 혈관, 림프관 내로 침투하여 이동을 시작한다. 원발암이 진행될수록 전이 가능성은 증가하며 비교적 초기의 암일지라도 암세포가 떨어져 나와 혈관 안으로 들어갈 수 있다. 만약 암세포 하나가 혈관으로 들어가 죽지 않고 간에 정착을 하면 또다시 분열과 증식을 시작하여 일정 시간이 지난 후 암 덩어리를 만든다. 따라서 근치적 절제란 거시적 관점에서 본 암의 완전 절제이지, 미시적 관점에서 본다면 암의 완전 절제가 아닐 수도 있다.

위암의 재발은 환자는 물론이고 의사에게도 가장 두렵다. 수술 후 힘든 항암요법까지 무사히 끝내고 정기검진을 하는 도중에, 또는 비교적 초기라서 재발을 그렇게 염려하지 않던 환자에서 재발 소견을 발견한 순간, 말문이 턱 막히게 된다. 이 절망적인 소식을 어떻게 환자에게 전달해야 하며 어떻게 치료를 해야 할지 머릿속이 마구 뒤엉킨다. 겨우 정리가 되어 재발 사실을 알리면 환자와 보호자 역시 엄청난 충격을 받는다. 재발 사실을 부정하고 심한 분노를 숨기지 못하는 환자도 많다. 저자가 보는 위암의 재발은 솔직히 말해 비관론에 가깝다. 재발 후의 치료는 매우 제한적이며 대다수의 환자는 결국 재발암으로 사망에 이르기 때문이다.

◉ 특히 주목해야 할 수술 후 2년

위암의 재발 부위는 암의 전이 또는 확산 경로와 대개 일치한다. 재발 시기는 수술 후 2년 이내가 가장 많으며 수술 후 5년까지는 언제 어디서 어떻게 재발할지 예측하기 힘들다. 병기가 진행될수록 재발의 위험은 커지고 재발 시기도 수술 후 수개월 내에 일어날 만큼 빠를 수 있다. 수술 후 5년 이후의 후기 재발도 가끔 볼 수 있으나 매우 드물기 때문에 수술 후 5년째 검사에서 재발의 증거가 없다면 암이 완치되었다는 판정을 내릴 수 있다. 암 통계에서 5년 생존율을 구하는 것도 이런 이유 때문이다.

◉ 국소 재발

국소 재발은 수술 후 남겨진 위나 문합부, 위 주위 림프절, 횡행결장 등 위 주변부에서 다시 암이 발생하는 것을 말한다.

잔위, 문합부 »

잔위나 문합부 재발은 최초의 위절제 시 절단면에 암이 남거나 다발성 암 병변을 놓쳤을 때 발생할 수 있다. 위 수술 시 절단면에 암세포가 없었을 때도 암이 재발할 수 있다. 이는 암세포가 점막하층의 림프관이나 혈관을 통해 원발암으로부터 상당히 먼 곳까지 전이될 수 있기 때문이다.

> **TIP 잔위와 관해**
> '잔위'는 위 수술을 하고 남겨진 위 부분을 말하며 '관해'는 진단 당시 동반됐던 모든 임상 증세 및 말초혈액 소견이 정상 범주로 회복되고 존재하고 있던 암 세포가 사라진 경우를 말한다.

잔위암 »

잔위암은 최초에 양성 위 질환이든 위암이든 상관없이 부분 위 절제를 시행한 후 담즙의 역류, 지속적인 문합부의 물리적 자극, 무산증, 만성 위염 등의 원인에 의해 잔위나 문합부에 새롭게 발생하는 암을 말한다. 대개 수술 후 10년이 경과하면서부터 발생 빈도가 증가하므로 젊었을 때 위 수술을 받은 사람들은 수술 후 시간이 오래 경과했더라도 1년에 한 번 정도 위내시경 검사를 시행해야 한다.

위 주위 림프절 »

위 주위 림프절의 국소 재발은 최초 수술 시 광범위한 림프절 절제가 시행된 경우에는 흔치 않지만 간문 주위 림프절에 재발되면 담도 폐색에 의한 황달을 일으킬 수 있다. 국소 재발은 다른 부위에 재발이 동반되어 있지 않다면 방사선 치료나 재수술이 가능한 재발 형태의 하나이므로 수술 후 정기적으로 위내시경, CT, 초음파 검사 등을 시행하여 조기 발견할 경우 근치적 절제도 가능하다. 그러나 복막이나 기타 다른 장기에 함께 재발한다면 치유되기 쉽지 않다.

◉ **복막 재발**

복막 재발은 소장, 대장, 난소 등 복강 내 장기의 외벽을 감싸는 장막이나 복벽의 내측을 덮고 있는 복막에서 암이 자라는 것이다. 재발 중 30~40%를 차지하는 가장 흔한 형태이다. 암이 위벽을 뚫고 나온 경우, 침윤미만형의 미분화 암, 50세 이전의 젊은 연령층, 보만 4형에 해당하는 경성 위암 환자에서 특히 빈도가 높다.

매우 다양한 증상들 »

복막 재발은 복강 내의 발생 부위, 암의 진행 정도에 따라 매우 다양한 증상을 보인다. 수술 후 별다른 문제없이 지내다가 갑자기 식후 복통, 구토, 체중 감소, 전신 쇠약, 피로, 변비, 가스 팽만, 연하 곤란이 생기고 창상이나 드레인 부위에 단단한 멍울이 만져지기도 하며 소변량이 감소하는 등의 증세가 지속된다. 암이 진행될수록 복수에 의한 복부 팽만, 장폐색, 요로 폐색에 의한 수신증(水腎症), 황달, 격심한 통증 등이 따르게 된다.

결국에는 복강 내 모든 장기로 암이 퍼져 식사나 배변이 전혀 불가능해져서 대부분 재발 진단 후 6~12개월 내에 사망한다. 따라서 통증 조절과 대증요법에 의존할 수밖에 없고 재수술 가능성은 극히 희박하다. 간혹 난소에만 재발되는 크루켄베르그 종양의 경우 근치적 수술이 시행되기도 하지만 수술 후 다시 복막 재발되는 예가 많다.

이처럼 복막 재발은 치료가 어렵고 환자의 삶의 질도 불량해지므로 재발 고위험군에서 최초 수술 시 이를 예방할 수 있는 치료 방법의 개발이 시급한 실정이다. 현재는 복강 내 항

> **TIP 수신증 水腎症**
> 신장에 오줌이 모여 붓는 병. 날 때부터 요관(尿管)이 좁거나 후천적으로 요관이 좁아지는 경우, 또는 결석(結石) 따위로 요관이 막혀서 방광으로 가야 할 오줌이 신장에 모이는 경우에 생기는데 신장부에 둔통이나 불쾌감을 느끼며 신장 기능이 저하된다.

> **TIP 연하 곤란**
> 음식물이 입에서부터 위로 통과하는데 장애를 받는 느낌이 있는 증세이다. '삼킴장애'라고도 한다.

> **TIP 대증요법 對症療法**
> 병의 원인을 찾아 없애기 곤란한 상황에서, 겉으로 나타난 병의 증상에 대응하여 처치를 하는 치료법이다. 열이 높을 때에 얼음주머니를 대거나 해열제를 써서 열을 내리게 하는 따위가 이에 속한다.

암제 투여나 온열화학요법 등이 시도되고 있다. 이는 복강 내로 직접 항암제를 투여해 복강 내 유리 암세포를 죽이거나 암세포가 정상세포에 비해 열에 약한 점을 이용하여 복강 내로 42~43℃의 항암제를 포함한 식염수를 관류시켜 열과 항암제로 암세포를 죽이는 치료법을 말한다.

위의 치료법은 원래 복막 전이가 있는 난소암 환자들을 대상으로 최대한 암 덩어리를 수술로 제거한 뒤 복강 내에 남아 있는 암을 치료하기 위해 개발되었으나 최근에는 위암에도 적용되고 있다. 일부 보고에서는 복막 재발이 감소되었다는 긍정적 결과도 있지만 아직 만족할 만한 수준은 아니다. 하지만 앞으로 더 좋은 항암제가 개발되고 이를 효과적으로 투여할 수 있는 방법들이 개발된다면 복막 재발의 치료 및 예방에 도움이 될 수 있으리라 기대한다.

○ 혈행성 재발

위암 수술 후 혈행성 재발의 빈도는 전체 재발 중 20~30%로 복막 재발 다음으로 많다. 잘 일어나는 부위는 간, 폐, 뼈, 뇌 등이며 기타 인체의 어떤 장기에서도 재발할 수 있다. 특히 간은 혈행성 전이의 60%를 차지할 정도로 재발이 잘 되는 부위다.

혈행성 재발이 있는 환자들의 재발 시기는 평균 15개월 정도로 다른 재발에 비해 빠른 것이 특징이다. 50세 이상의 고령층, 종양의 크기가 크고 장막 침윤이나 림프절 전이가 있는 경우 고위험군에 속한다. 간 재발은 대부분 다발성이고 영양혈관

> **TIP** 혈행성 재발
> 암세포가 간·폐·뼈 등 혈관을 통해 옮아가는 것으로서, 전체 재발 중 20~30%로 복막 재발 다음으로 많다.

이 명확하지 않아 원발성 간암과 달리 치료가 힘들고 성적도 불량하다. 간 전이 초기에는 거의 자각 증상이 없다가 종괴가 점차 커지면서 우상복부 불쾌감이나 통증, 식욕부진, 소화불량, 체중 감소가 올 수 있고 우상복부에 단단한 종괴가 만져질 수 있다.

간의 일부분에 국한된 단발성 전이암의 경우 수술로 절제가 가능하지만, 절제 후 간의 다른 부위에서 재발할 확률이 매우 높기 때문에 장기 생존을 기대하기 어렵다. 이는 같은 소화기 선암인 대장암의 경우 간 재발 부위를 절제하면 예후가 좋아지는 것과 대비되는 것으로 정확한 원인은 밝혀지지 않았다. 이밖에 간동맥색전술, 경피적 에탄올주입법 등으로 간종괴를 괴사시키는 방법이나 간동맥항암요법 또는 전신 항암화학요법 등 다양한 치료법이 시도되고 있지만, 치료 성적이 기대에 미치지 못하고 있다. 다발성이거나 전이암의 크기가 클 경우 병의 진전이 매우 빨라서 복막 재발 등 광범위한 전이가 동반되거나 간 기능 부전으로 대개 1년 이내에 사망한다. 단발성 또는 크기가 작을 경우 적극적인 치료가 이루어지면 완치는 힘들더라도 비교적 건강한 상태가 수년간 지속될 수도 있다.

● 원격 림프절 재발

원격 림프절은 대동맥 주위, 좌측 쇄골 상부, 서혜부, 배꼽 주위 림프절 등을 말한다. 림프관 내에 잠복해 있던 암세포가 수술 후 다시 자라나는 경우로 단독 재발은 드물고 다른 재발 형태와 동반해서 나타난다. 수술 후 CT 검사로 대동맥 주위 림프절이 커져 있으면 재발을 의심할 수 있고 좌측 쇄골 상부, 사타구니 또는 배꼽 주위에 단단한 멍울이 만져지면 조직 검사를 시행하여 진단한다. 저자는 2년 전에 좌측 쇄골 상부 림프절이 재발해 림프절을 절제한 후 항암제를 투여하여 현재까지 재발이 없는 두 명의 환자를 치료한 경험이 있다. 하지만 대부분의 경우는 예후가 불량하다.

위암 수술 후 관리

의사는 문진과 이학적 검사를 통해 수술 후 환자의 전반적인 상태를 점검하고 혈액 검사, 위내시경, 방사선 검사를 시행하여 환자의 합병증이나 재발 여부 등을 조사하여 적절한 조치를 취한다. 5년 이후에도 1년에 한 번씩은 정기적인 검사가 필요하다. 수술 후 전혀 병원을 찾지 않는 환자는 합병증이나 재발을 조기에 발견하여 예방하거나 치료할 기회를 놓칠 수 있다.

수술 후 추적 검사

위암은 수술이나 항암 치료로 끝나지 않는다. 오히려 수술이 끝난 시점부터 시작이라고 할 수 있다. 그러므로 환자와 주치의는 평생 얼굴을 마주보고 살아야 하는 불가분의 관계이다. 의사에 따라, 병의 진행 정도에 따라 차이가 있겠지만 수술 후 2년까지는 3~6개월마다 외래 진찰과 검사를 받게 된다. 그 후 5년까지는 6~12개월마다 정기적인 검사가 필요하다.

의사는 문진과 이학적 검사를 통해 수술 후 환자의 전반적인 상태를 점검하고 혈액 검사, 위내시경, 방사선 검사를 시행하여 환자의 영양 상태, 합병증이나 재발 여부 등을 조사하여 적절한 조치를 취하게 된다. 5년 이후에도 1년에 한 번씩은 정기적인 검사가 필요하다. 수술 후 전혀 병원을 찾지 않는 환자가 있다. 이러한 추적 소실은 환자나 의사에게 전혀 도움이 되지 않는다. 환자는 합병증이나 재발을 조기에 발견하여 예방하거나 치료할 기회를 놓칠 수 있다. 또한 의사는 치료 결과를 알 수 없으므로 치료의 적절성을 평가할 수 없게 된다.

> **TIP 위암의 확산**
> 수술 후 2년까지는 3~6개월마다 외래 진료와 검사를 받고, 그 후 5년까지 6~12개월마다 정기적인 검진이 필요하다.

저자가 위암을 연구하는 데 있어 어려운 점이 바로 추적 관찰이다. 수술 후 정기적인 추적 관찰이 필요함에도 일부 환자는 다시 병원을 찾지 않는다. 병원 측에서 지속적으로 연락을 시도하지만 시간이 지날수록 추적은 힘들어진다. 암 환자의 치료 후 경과와 정확한 사인 규명은 암 연구의 기본이자 의학 발전의 토대가 된다. 2004년부터 국가에서 중앙암등록본부를 지정하여 국가 암 등록 사업을 시행하여 환자의 사망 여부는 알 수 있게 됐지만, 아직까지도 암의 재발 및 예후를 직접적으로 가늠할 수 있는 방법은 마땅치 않다.

수술 후 식사

위절제술을 받은 직후에는 몇 가지 문제점이 발생할 수 있다. 첫째, 위의 용량이 절제 정도에 따라 60~100% 감소한다. 둘째, 미주신경 절단으로 남은 위의 운동 기능이 떨어지는 잔위무력증이 발생한다. 셋째, 식도→분문부→체부→유문부→십이지장→소장으로 이어지는 음식이 내려가는 정상적 경로가 바뀐다. 넷째, 기타 소화를 돕는 담낭의 기능이 저하되고 장의 부종이나 유착으로 인한 소장과 대장의 기능 저하 등을 꼽을 수 있다.

이상의 문제점을 종합하면 수술 직후에 나타날 수 있는 증상들을 예상할 수 있다. 개복 수술 후 발생한 장 마비가 3~4일 지나 풀리면 가스가 배출된다. 가스 배출이 확인되면 물부터 마시기 시작한다. 물은 먹자마자 위를 거쳐 소장으로 흘러내려가므로 소화 장애는 일어나지 않지만 소장이 꾸르륵거리며 심한 경련을 일으키는 경우가 흔하다. 이는 정상적인 반응이므로 걱정할 필요는 없다.

그 다음 날부터 미음이나 주스 같은 유동식을 먹게 된다. 물을 먹을 때와 느낌이 비슷해서 위에는 부담이 없고 소장운동에 의해 짧은 복통을 느낄 수 있다. 다음 날부터 죽과 반찬을 먹게 되는데 미음처럼 흘러내려가지 않고 운동 기능이 저하된 위에 일단 고였다가 차례로 소장으로 흘러들어간다. 따라서 밥공기로 반 이상 먹으면 명치 부위가 꽉 차는 팽만감을 느낄 수 있다. 위를 모두 절제하면 음식은 식도에 바로 연결된 소장으로 내려간다. 수술 직후에는 문합부가 부기로 인해 좁아져 있으므로 음식을 삼키고 나서 명치 부근에 걸리는 느낌이 있을 수 있다. 또한 음식을 저장하는 장소가 없기 때문에 과식을 하면 음식물이 소장에 바로 쌓여 팽창하는 듯한 복통을 느끼게 된다.

　이러한 증상들은 시간이 지나면 점차 호전된다. 위를 모두 절제한 경우에도 몇 달이 지나면 남은 위의 저장 능력이 늘어나고 소장에 어느 정도 저장 능력이 생기면서 평소 식사량의 절반 이상 또는 수술 전 식사량을 완전히 회복할 수 있다.

식사할 때 느끼는 다양한 증상들

◯ 음식이 목에 걸린다

위를 모두 절제한 후 많은 환자들이 이런 증상을 호소한다. 위의 일정 부분만 절제하는 위아전절제 후에도 위의 용량이 감소하고 운동 기능이 떨어져 음식을 소량 먹더라도 위에서 정체될 수 있고 한 숟가락의 음식이 더 들어가도 팽만감과 함께 음식이 목에 걸리는 증상이 나타날 수 있다. 이런 증상은 시간이 지나면 차츰 사라지므로 음식을 소량씩 자주 섭취하면 된다.

　위를 모두 절제하는 위전절제 후에는 정상적인 해부학적 구조의 소실과 식도를 소장과 연결한 부위의 부기 등으로 인해 물을 마셔도 목에 걸리는 듯한 증상이 나타날 수 있다. 수술 후 1~2개월이 지나 부기가 가라앉고 새로운 환경에 적응하면서 증상이 호전될 수 있지만 2~3개월 이상 지속된다면 내시경 검사를 해서 협착이 있으면 넓혀주어야 한다.

◉ 배가 뒤틀리듯이 아프다

수술 후 장 기능이 돌아오면 물부터 시작해서 미음, 죽과 같은 유동식을 먹게 된다. 이런 유동식은 위에 오래 머물지 않고 곧장 소장으로 내려간다. 이때 며칠 만에 음식을 받아들인 소장의 연동작용이 평소보다 증가한다. 따라서 식후에 배에서 소리가 나면서 배가 뒤틀리듯이 아픈 증상이 나타날 수 있다. 하지만 차차 시간이 지나면서 장 운동이 정상화되면 사라진다.

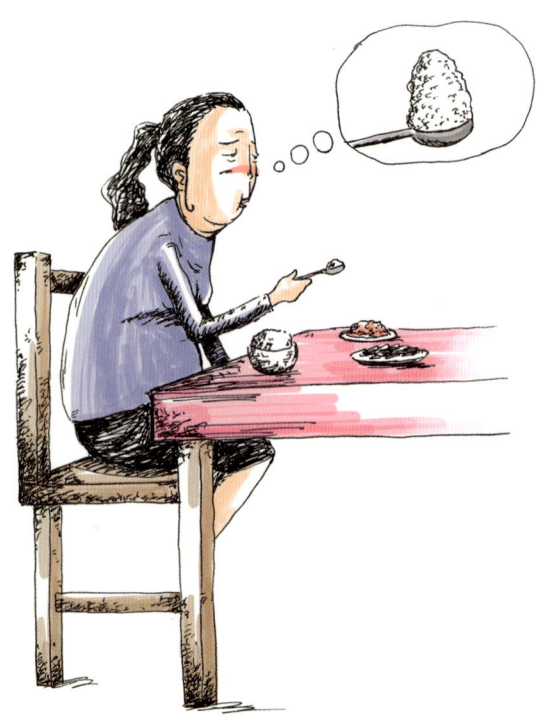

◎ 가끔 토한다

수술로 위의 저장 용량이 줄거나 없어지기 때문에 과식을 하면 토할 수 있다. 가끔 식후 속이 너무 답답해서 일부러 토한다는 환자도 있다. 시간이 지나면 호전되므로 음식을 소량씩 자주 섭취한다.

◎ 좌측 상복부가 불편하고 왼쪽 어깨에 통증이 느껴진다

수술 직후에는 위의 운동 기능이 떨어져 있으므로 적은 양의 음식이 들어가더라도 위가 팽창할 수 있다. 남아 있는 위는 좌측 횡격막 바로 아래에 위치하므로 팽창에 의해 횡격막을 자극하여 좌측 상복부 불쾌감, 딸꾹질, 등 쪽으로의 통증을 유발할 수 있고 심하면 왼쪽 어깨 부분까지 통증이 생길 수 있다. 수술 후 몇 달이 지나면 위의 운동 기능이 회복되면서 증상이 차츰 좋아지므로 크게 염려하지 않아도 된다.

◎ 기운이 없고 어지럽다

위 절제 후 나타나는 덤핑증후군의 증상이다. 식사 직후에도 나타날 수 있지만, 대부분 1~2시간 지난 후에 어지럽고 가슴이 두근거리고 식은땀이 나면서 온몸의 기운이 쭉 빠지는 증상이 나타난다. 저혈당과 같은 증상이므로 안정을 취하고 소량의 간식을 먹으면 증상이 없어진다. 이러한 증상이 자주 나타나거나 심할 경우에는 탄수화물이 많이 포함된 음식, 유동식, 과식을 피하는 식이요법과 약물 치료가 필요하다.

퇴원 후 식사 요령

● 조금씩 자주 먹는다

수술 후 단계적으로 양을 늘리며 미음과 죽이 제공된다. 대개 2~3일 정도 죽을 먹고 큰 문제가 없으면 퇴원한다. 집에서는 일주일 정도 병원 식단과 비슷하게 죽을 먹은 다음, 소화에 이상이 없으면 밥을 먹는다. 처음에는 약간 진밥의 형태로 먹는 것이 부담이 적다. 양은 반 공기 정도로 시작해 점차 늘린다. 간혹 속이 편하다고 계속 죽만 먹는 환자가 있는데 죽은 밥에 비해 칼로리가 적어서 영양의 불균형과 체중 감소를 일으킬 수 있으므로 주의한다.

식사 횟수는 하루 5~6회 정도가 적당하며 세 끼의 식사로 밥과 반찬을 섭취하고 사이사이 영양가가 높은 간식을 먹는다. 초기에는 가능한 한 부드럽게 조리된 반찬이 좋다. 생선살 요리, 계란찜, 두부찜이나 연한 고기, 다진 고기 등이 적당하다. 채소도 생채소나 콩나물 같이 질긴 것은 피하고 조리할 때 줄기, 껍질 부분을 제거하여 연한 부분만을 쓰도록 한다.

● 이런 음식은 피한다

자극적인 음식 »

너무 맵고 짜거나 자극적인 음식은 피한다. 특히 짠 음식은 위암 발생 원인 중 하나이고, 위 절제 후 남은 위에 또다시 염증을 일으키므로 모든 음식에 들어가는 소금의 양을 반 이상 줄이도록 한다. 집에서 먹는 식사는 소금의 양을 조절할 수 있으나 외식을 할 경우는 불가능하므로 가능한 한 외식을 하지 않는 것이 좋다. 콜라나 사이다 같은 탄산음료는 장내에 가스를 발생시키므로 피한다.

단맛이 강한 음식 »

단맛이 강한 음식을 피한다. 단 음식은 빨리 분해·흡수되어 덤핑 증후군을 일으킬 수 있으므로 한꺼번에 많은 양의 아이스크림, 꿀, 잼, 과일통조림, 사탕, 가당음료를 섭취하지 않는다. 단, 조리 시 설탕이나 물엿을 소량 사용하는 것은 괜찮다. 덤핑 증세가 나타나지 않으면 단 음식의 섭취를 점차 늘릴 수 있다.

기름진 음식과 가공육 »

기름진 음식이나 가공육도 멀리한다. 기름은 칼로리가 높고 음식물의 통과 속도를 늦추므로 볶음, 무침 등을 조리할 때 적당량 이용하도록 한다. 그러나 지나치게 기름진 음식이나 튀긴 음식은 소화를 방해하고 설사, 복통을 유발하므로 가급적 피한다. 햄, 소시지, 베이컨 같은 가공육류와 훈제가공육도 위암 발생의 원인이 되는 질산염을 많이 함유하므로 피하는 것이 좋다.

너무 차고 질긴 음식 »

너무 차거나 질긴 음식을 삼가도록 한다. 찬 음식이 갑자기 소장으로 내려가면 복통과 설사를 일으킬 수 있다. 찹쌀떡이나 인절미 같은 찰진 떡은 장폐색의 원인이 되므로 피하고 감도 홍시는 잘 씹지 않고 삼키기 쉬워 변비나 장폐색을 일으킬 수 있다. 이렇듯 섬유질이 많은 질긴 음식이나 찰진 음식은 소화 장애와 장폐색의 위험이 있으므로 위 절제 후에는 가능한 피하도록 한다.

우유, 유제품 »

수술 직후에는 우유나 유제품을 소화시키지 못하는 증상이 나타날 수 있으므로 초기에는 피하는 것이 좋다. 그러나 소량씩 섭취해서 소화에 지장이 없으면 마셔도 괜찮다.

음식에 대한 편견과 속설

○ 음식강박증

가끔 환자는 이것저것 다 먹고 싶어 하는데 가족들이 옆에서 음식을 통제하고 간섭하는 것을 보게 된다. 물론 환자는 음식 절제와 자기관리가 필요하다. 그러나 음식에 대한 강박적인 간섭은 환자에게 커다란 스트레스로 작용한다.

환자의 입장에서 상상해보자. 아침에 눈뜨기 무섭게 녹즙을 마시고 세 끼 식사는 거친 현미밥에 반찬은 온통 허옇고 푸른 것이고 마시는 물도 시원한 냉수나 누룽지 대신 인삼이나 버섯 달인 물이다. 밥과 반찬이라도 먹을 수 있으면 오히려 다행이다. 한두 끼는 생식이나 선식으로 때운다. 간식으로 매일 한 바구니의 과일을 모두 소화해야 한다. 저녁에는 출출해도 절대 먹어서는 안 된다. 하루에 먹는 항암제나 소화제가 이미 한 주먹인데 비타민제, 정체불명의 종합영양제, 로열젤리, 상어 간, 개소주 거기다가 갖가지 보약까지 먹으려면 생각만 해도 속이 더부룩하다.

이런 식생활은 오히려 수술 전보다 간이나 위장을 더 혹사시키는 것일 뿐만 아니라 환자의 먹는 즐거움을 박탈하는 고문에 가까운 것이다. 위암 환자는 수술 초기에 먹는 양을 적절히 조절하고 피해야 할 몇 가지만 빼면 특별히 가릴 음식은 없다. 한국 사람이 김치 없으면 밥 먹기 힘들듯이 위암 환자도 김치를 먹어야 한다. 가끔 라면도 먹고 싶고 짜장면이나 햄버거가 먹고 싶을 때도 있을 것이다. 그때는 망설이지 말고 먹어야 한다. 혹시 배탈이 나면 다음부터 조심하면 된다. 하루 한두 잔의 커피는 마셔도 된다.

● **건강식품과 한약**

회진을 돌다보면 수술한 바로 다음 날부터 환자 침상에 놓여 있는 책자나 광고 전단지가 눈에 들어온다. 대부분 '암 환자에게는 무엇무엇이 좋다', '암, 이것을 먹고 치유된다!'라고 광고하는 건강식품이나 항암식품에 관한 것들이다. 이것들은 대부분 과학적인 근거가 없으므로 신문 사이에 끼워져 매일 배달되는 전단지 정도로 여기길 바란다.

진짜 건강식품은 과일과 채소처럼 시장이나 식품매장에서 쉽게 구입할 수 있는 신선한 식품들로 비싸지 않은 것들이다. 특히 과학적 검증 없이 경험에 바탕을 둔 민간요법은 신중을 기하지 않으면 오히려 역효과를 초래할 수 있다.

한약은 시기를 잘 선택해서 복용해야 한다. 수술 후 1~2년은 항암제 주사, 먹는 항암제, 면역 증강제, 소화제, 빈혈약, 비타민 등등 다양한 종류의 약들을 복용하게 된다. 약물은 대부분 간에서 대사되므로 이 시기에 한약을 복용하면 간에 부담을 줄 수 있다. 따라서 수술 1~2년 후에 의사와 상의하여 한약을 복용하는 것이 좋다.

◉ 고기와 개고기

놀랍게도 많은 위암 환자들이 고기를 먹어서는 안 된다고 생각한다. 그 이유를 물어보니 고기를 먹으면 암이 다시 자란다는 얘기를 들었다는 것이다. 추측컨대 고기의 주성분인 단백질이 암을 키우는 원료로 쓰인다는 논리가 적용된 것 같다. 그러나 이는 전혀 과학적 근거가 없는 얘기다. 오히려 단백질의 아미노산은 백혈구를 활성화시키는 필수적인 영양소다.

수술 후 기력을 회복하고 체중을 늘리기 위해서는 고기를 반드시 섭취해야 한다. 특히 항암제 투여로 체력이 많이 떨어지는 환자는 고단백, 고칼로리의 음식을 섭취해야 힘든 항암제를 견딜 수 있다. 간혹 고기를 먹으면 설사를 심하게 하거나 몸에서 받지 않는다는 환자가 있다. 이런 경우에는 생선이나 콩, 두부 등으로 대치하여

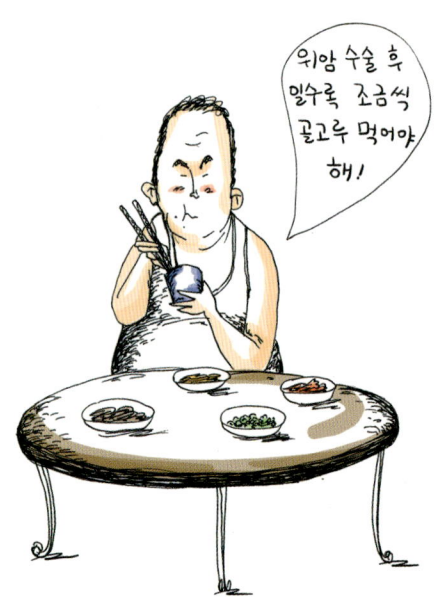

우리 몸의 필수 영양소인 단백질을 보충해야 한다.

개고기는 육질이 부드럽고 기름이 적지만 다른 육류와 비교했을 때 영양학적으로 차이가 없다. 그러므로 개고기는 환자의 몸보신 차원이 아닌 단백질과 동물성 지방을 섭취하는 하나의 방법일 뿐이다. 수술 후 보호자들이 열이면 아홉 물어보는 질문인데 말리지는 않겠지만 평소 개고기를 먹지 않던 환자에게 일부러 먹일 이유는 없다.

● 속쓰림에는 우유?

우유가 위산과다로 쓰린 속을 달래는 데 좋다는 속설이 있다. 부드러운 우유가 위벽을 감싸주어 점막을 보호한다는 것인데 이것은 오해다. 우유가 위 점막을 감싸주는 동안 일시적으로 속쓰림 증상은 완화되지만 다시 위산이 나오면 속을 더 쓰리게 하기 때문이다.

위산 분비를 증가시키는 여러 가지 물질 중에서 칼슘이 중요한 역할을 한다고 알려져 있다. 그러므로 약알칼리성인 우유가 위산을 희석 또는 중화시키기 때문에 일시적인 증상 완화를 보일 수 있겠지만 우유에 많이 포함된 칼슘에 의해서 다시 위산 분비가 촉진되어 속을 더 쓰리게 할 수 있다.

수술 후 일상 생활

● 목욕과 운동

수술 직후에는 세수와 양치질을 매일 하고 따뜻한 물수건으로 온

몸을 닦아주는 것으로 목욕을 대치한다. 실밥을 뽑고 난 뒤 3~4일 지나서부터는 가벼운 샤워가 가능하다. 자주 샤워를 해서 몸을 청결하게 유지하는 것이 중요하다. 온탕에 들어가는 것은 1~2개월 후부터 가능하지만 사우나는 피하는 것이 좋다.

수술 후 2~3개월까지는 산책이나 맨손체조와 같은 가벼운 운동을 주로 하고, 이후에는 자신의 체력에 맞게 조깅, 수영, 등산, 자전거, 헬스, 골프 등을 선택할 수 있다. 테니스, 축구, 농구, 마라톤 등과 같이 격렬한 운동은 1년 이후부터 강도를 조절하면서 서서히 시작하는 것이 좋다.

● 직장생활과 성생활

수술 후 1~2개월은 집에서 요양하는 것이 좋다. 직장의 복귀는 2~3개월 뒤가 적당하며 자신의 컨디션에 따라 업무 양을 조절한다. 위암 수술을 받은 환자에게 직장생활의 가장 큰 숙제는 점심식사와 회식이다. 가능하면 도시락을 싸가지고 다니는 것이 바람직하다. 그렇지 못하다면 회사 밖의 식당보다는 음식량을 조절할 수 있고 영양사가 있는 구내식당을 이용하는 것이 좋다. 회식도 초기에는 가능한 피하는 것이 좋다. 몸 상태가 좋아져서 회식자리에 참석하게 되면 주위 사람들에게 수술을 받았다고 떳떳하게 공개하자. 그 말을 듣고 술을 권하는 동료나 친구는 없을 것이다.

위암 수술은 수술 후에도 성 기능 장애를 가져오지 않는다. 그러므로 회복이 되는 2~3개월 후부터는 성생활이 가능하다. 다만 수술 후 항암제 치료를 받는 환자는 체력저하 등의 문제가 있으므로 과도한 성생활은 피하는 것이 좋다.

● 여행

국내선 비행은 수술 후 2~3주쯤 지나면 가능하다. 해외 장거리 비행은 기압이 낮은 상태의 장시간 좁은 공간에서 숙식을 해결해야 하므로 수술 후 1~2개월 후에 하는 것이 바람직하다. 비행하기 전에 주치의와 상의해서 소화제나 기타 상비약을 준비하는 것이 좋다.

● 불안, 우울, 걱정 관리하기

『채근담』에는 "마음 바탕이 밝으면 어두운 방 안에도 푸른 하늘이 있고 생각머리가 어두우면 한낮 햇볕 속에서도 도깨비가 나타난다"는 말이 있다. 이는 위암 수술을 받은 환자가 기본적으로 가져야 할 마음가짐이다. 다시 병에 걸리지 않을까 하는 불안함과 걱정, 우울함의 부정적인 생각을 의식적으로 끊고 밝은 마음가짐을 갖는 것이 중요하다.

아무것도 할 수 없다는 절망감과 두려움에서 벗어나 새로운 삶의 목표를 정하고 실천해본다. 처음부터 일의 완성을 생각하지 말고 일을 주제별, 목차별로 분류하여 하루와 일주일간의 계획표를 세워보자. 단, 남을 의식한 세속적인 성공의 잣대에 얽매이지 말고 자신이 진정으로 즐기고 행복해하는 일이어야 한다.

암 진단을 받고나서 진작 해볼 걸 하고 후회했던 일, 항암 치료를 받는 동안 미뤄 두었던 일, 건강을 되찾으면 꼭 하고 싶었던 일의 리스트를 만들어 하나씩 실현해 보자. 새로운 삶의 의미와 재미를 찾을 수 있을 것이다.

사소한 목표라도 좋다. 매번 목표를 설정하고 그것을 이루기 위해 시도를 했다는 것, 아니 뭔가 목표를 설정했다는 것만으로도 사람은 조금씩 발전한다. 문제는 쉽게 낙담하고 자신의 능력에 한계를 긋는 것이다. 만족을 모르는 완벽주의 성향이 강할수록 스트레스를 받는 양이 커져서 결국 몸과 마음의 질병으로 이어지는 경우가 많다. 하루하루 살아가는 시간을 소중히 여기고 고마움을 느끼며 자신의 '조금 모자람'을 즐기는 태도를 기른다.

Chapter

04

예방의 길

위암 예방에 왕도란 없다. 정기검진과 함께 건강한 생활습관을 기르자. 즐거운 마음은 강력한 항암제이다. 삶의 길에서 보석처럼 반짝이는 행복을 발견하자.

정기 검진

우리나라의 위암 발생률은 40세부터 급격히 증가하기 시작한다. 위암의 고위험군의 상당수는 40대 이전의 젊은 층에 포진되어 있다는 점을 생각해볼 때, 증상이 없는 일반인도 40세가 되면 검진을 시작해야 한다. 검진 시기는 1년 또는 2년 간격이 바람직하며 위내시경이나 위조영술을 받도록 한다.

40세가 되면 무조건 위암 검진을 한다

우리나라 위암 발생률은 서양 국가에 비해 최고 10배까지 높으며 위암의 발병 원인으로 지목된 헬리코박터 파이로리 감염이 선진국의 2배 수준에 이른다. 게다가 전암 병변인 만성 위축성 위염의 빈도가 높아 증상이 없는 일반인도 40세가 되면 검진을 시작하는 것이 좋다. 고위험군은 이보다 일찍 검진을 받아야 한다.

위장이 보내는 신호에 귀 기울인다

위암은 소화불량, 속쓰림 등의 증상이 나타나기도 하지만 별다른 자각 증상이 없고 심지어 말기에도 아무런 증상이 없는 경우가 많기 때문에 각별히 주의를 기울여야 한다. 가벼운 소화불량으로 생각하고 정확한 진단 없이 소화제만 먹다가 위암으로 발전할 때까지 방치하지 말고 늘 위장이 보내는 신호에 귀 기울이도록 한다.

위축성 위염과 장상피화생은 위암으로 발전한다

위염도 위암으로 발전할 가능성이 있으므로 내시경 검사를 통해 자신의 위염이 어떤 단계인지 제대로 알고 있어야 한다. 위염은 크게 급성 위염과 만성 위염 두 가지 형태로 나뉜다. 급성 위염은 일주일 정도 약물 치료로 회복된다. 만성 위염은 다시 표층성 위염과 위축성 위염으로 구분된다. 표층성 위염의 증상은 식사 직후 상복부에 통증이 나타나며 메스껍고 가슴이 답답하며 속쓰림 등 소화성 궤양과 비슷한 증상을 보인다. 비교적 가벼운 위염 증세로 위암으로 발전하지는 않지만 위축성 위염으로 진행되기도 한다.

위축성 위염과 장상피화생의 경우에는 위암으로 발전할 가능성이 높다. 위축성 위염은 위 점막 조직이 얇아져 만성 위염으로 진행되며 기름지거나 짜고 매운 양념을 많이 넣은 음식을 먹고 난 후에 소화불량 증세와 복통 등을 일으키며 체중 감소를 보인다. 장상피화생은 위 점막의 분비선이 없어지고 작은 돌기가 많이 생긴다.

올바른 식습관

식사를 할 때 소화가 안 된다고 물에 밥을 말아 훌훌 넘기는 것은 위장을 망치는 지름길이다. 치아의 씹는 기능이 소홀해질 뿐더러 위 속의 소화액이 물에 희석돼 위의 기능을 방해한다. 전문가들은 끼니마다 적어도 30분의 식사 시간을 가져야 한다고 권고한다. 한번 입에 넣은 음식은 최소 20회 이상 천천히 다 씹고 삼킨 다음 다른 음식을 먹는 습관을 기른다.

규칙적으로 식사하고 폭식과 야식을 금하라

○ 규칙적인 식사와 소식이 중요하다

위 건강을 위해 전문가들이 공통적으로 권하는 것이 규칙적인 식사와 소식이다. 규칙적인 식사는 위의 기능을 원활하게 하지만 불규칙한 식사는 위의 운동에 지장을 불러오기 때문이다.

먹는 방법론에서 또한 강조되는 것이 소식, 곧 적게 먹는 것이다. 노화학자들은 포식하는 것보다 조금 모자란 듯 먹는 것이 장수의 길이라고 소개한다. "위장의 8할만 채우면 장수한다"는 옛말대로 소식은 소화기를 편하게 할 뿐만 아니라 장수의 문을 열어주며 비만을 예방한다. 하루 세 끼를 평소 식사량의 80% 정도로 규칙적으로 섭취하되 오랫동안 천천히 씹어 먹는 것이 좋다.

● 저염식을 습관화하자

맵고 짠 음식은 만성적으로 위 점막을 자극해서 위 점막이 얇아지는 위축성 위염의 원인이 된다. 탄 음식에는 발암물질이 들어 있고 기름진 음식, 카페인이 든 음식도 위 건강에 좋지 않으므로 피한다.

우리나라와 비슷한 수준으로 위암 환자가 많은 일본에서 지난 1990년부터 10년 동안 40~50대 남녀 4만 명을 대상으로 식생활 습관과 암 발생률에 대해 조사한 결과, 생선알이나 젓갈 등 소금에 절인 어패류를 매일 먹는 사람은 거의 먹지 않는 사람보다 위암에 걸릴 확률이 남성은 최고 3배, 여성은 2.5배나 높은 것으로 조사됐다.

● 밥상에서 소금기를 줄이는 몇 가지 방법

음식의 소금기를 줄여 순하고 싱겁게 요리해 신선한 식자재 본래의 맛을 즐겨보자. 반찬을 만들 때는 먹기 직전에 간을 하는 것이 소금을 줄이는 좋은 방법이 될 수 있다. 처음부터 간을 하면 식재료에 짠맛이 배어 소금을 더 많이 섭취하게 된다. 소금 대신 멸치, 다시마를 충분히 넣어 국물 맛을 낸다. 멸치와 다시마에는 나트륨과 함께 칼륨, 무기질이 함유돼 있어 소금의 보완 기능을 한다. 소금이나 장에 절여 만든 절임 반찬류는 소량만 먹어도 소금 섭취량이 많아질 수 있으므로 적게 먹는다. 채소와 과일에 풍부한 칼륨은 나트륨 배설을 촉진시키므로 즐겨 먹는다.

● 과식, 야식은 나쁘다

급한 식사 습관은 자연스럽게 과식으로 이어진다. 머릿속에서 포만감중추가 작용을 하려면 10분 정도 지나야 하는데 급하게 음식을 먹으면 뒤늦게 배가 불러 과식하게 되고 위가 과도한 음식을 소화시키느라 과부하가 걸리기 쉽기 때문에 통증을 느낄 수도 있다.

늦은 밤에 음식을 먹는 습관도 나쁘다. 밤에는 신진대사 능력이 떨어지기 때문에 위산의 분비가 줄어들어 섭취한 음식이 제대로 소화되지 못해 위에 부담을 준다. 최소한 잠들기 2시간 전에 저녁 식사를 마치고 그 뒤로는 먹을 것을 입에 대지 않도록 한다.

스트레스, 술을 조절하고 금연하라

● 스트레스

스트레스와 암의 관계를 과학적으로 입증하기는 어렵지만 많은 전문가들은 간접적 연관성을 이야기한다. 스트레스를 받으면 면역력이 떨어지고 면역력이 떨어지면 암을 유발하는 바이러스를 막지 못하기 때문에 암에 걸리기 쉽다는 것이다.

사실 면역력이 떨어지면 모든 병에 걸리기 쉽다. 지나친 경쟁심리, 극단적인 사고를 불러일으키는 마음의 화를 다스리는 노력을 꾸준히 기울이도록 한다.

◎ 술

우리나라는 세계적인 술 소비국가이며 회식이나 술 문화의 경우 독한 술로 폭음을 하는 경향이 강한데, 이는 위 건강에 절대적으로 해롭다. 특히 빈속에 마시는 술은 위벽에 치명적일 수 있다.

빈속에 술을 마시면 알코올 흡수 속도가 빨라져서 혈중 알코올 농도가 급속하게 상승할 뿐 아니라 위 점막을 자극해 위염이나 위 출혈을 일으키게 된다. 소화제 중에는 위장에서 알코올의 배출을 촉진시켜 혈중 알코올 농도가 갑자기 증가할 수 있는 약제도 있기 때문에 주의가 필요하다. 음주는 취침 중에도 위산이 계속 분비되도록 하며 위 내용물이 식도로 역류하기 쉬운 환경을 조장할 수 있으므로 자제한다.

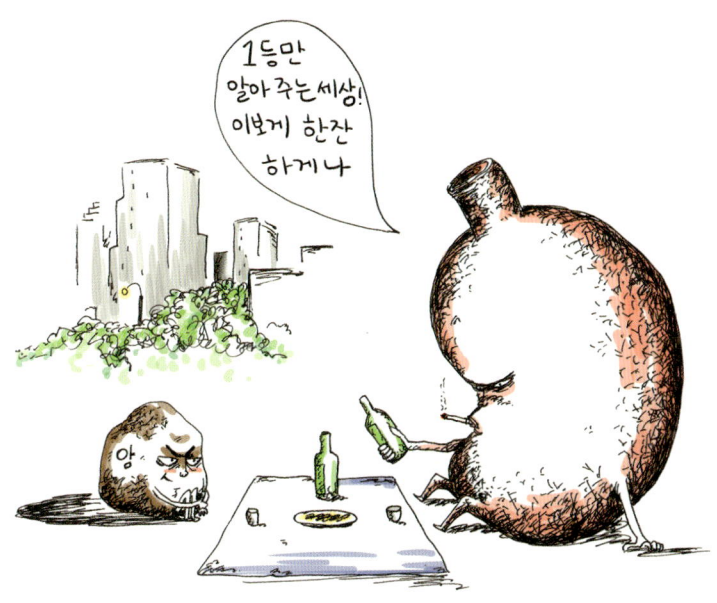

● 흡연

흡연은 소화기암 발생의 최고 위험 인자로 꼽히며 흡연자는 비흡연자에 비해 위암 발생률이 3~5배나 높다. 위 건강을 위해 금연은 필수적이다. 술과 담배는 함께 하는 경우가 많은데 술을 마시면서 담배를 피우면 유해성분의 흡수가 빨라져 위암 발생 가능성을 높일 수 있다.

● 카페인

커피의 카페인은 담배의 니코틴처럼 식도와 위장 사이를 막는 밸브를 느슨하게 만들고 위산과다, 위액 역류 등을 일으켜 위장 질환을 악화시킨다. 탄산음료도 식도와 위를 연결하는 괄약근의 기능을 약화시켜 위산을 역류시킬 수 있다. 특히 탄산음료의 카페인은 칼슘 흡수를 방해하고 칼슘 배출을 증가시키므로 주의해야 한다. 이와 달리 녹차의 경우는 카페인 성분이 커피에 비해 적게 함유되어 있으며 커피에는 없는 데오피린, 카테킨, 데아닌 성분들이 카페인과 결합하여 카페인을 불용성 성분으로 만들거나 그 활성을 억제하기 때문에 실제 체내에 작용하는 카페인의 양은 매우 미미한 수준이다.

● 약물

함께 복용하면 위 점막에 손상을 주는 약이 있다. 아스피린과 같은 비스테로이드 진통제, 항생제, 부신피질 호르몬제, 철분제제가 그것이다. 특히 아스피린은 십이지장궤양과 위장관 출혈의 가능성을 2배 정도 높인다고 알려져 있다. 어떤 약을 복용하는 도중 소화

장애가 생기면 복용을 잠시 중단하고 전문의와 상담하도록 한다. 만일 약을 끊었어도 소화 장애가 지속되면 그 약이 원인이 아니라는 것을 확인할 수 있다.

치아를 관리하라

치아는 소화의 첫 과정을 담당한다. 치아가 건강하지 못하면 음식을 씹는 기능이 약해지며, 이는 위의 부담으로 이어져 위를 혹사시킬 수 있고 영양소 흡수의 불균형을 야기할 수 있다. 치아 건강을 위해 가장 중요한 예방법은 올바른 양치질이다. 이를 잘 닦으면 충치와 치주염을 막을 수 있다. 식사 후는 물론, 흡연 후나 간식을 먹은 후에도 양치를 해줘야 한다. 흡연을 하거나 간식을 먹은 후에도 구강 내 세균이 늘어나거나 유해균이 활발해지는 등 구강 내 환경이 변하기 때문이다.

칫솔은 칫솔모가 부드럽고 둥근 것을 선택한다. 식후 3분 이내에 적어도 3분 이상 칫솔질을 하는 것이 좋으며 잇몸을 마사지하듯이 부드럽게 잇몸에서 시작해서 치아 쪽으로 반드시 수직으로 닦는다. 잇몸은 칫솔의 자극에 의해 혈액순환이 좋아지고 각화층이 발달해 저항력이 커진다. 칫솔질로 제거되지 않은 치태를 제거하기 위해 치실 사용을 습관화하고 6개월에 한 번은 스케일링을 받는다. 치아와 잇몸의 건강을 위해 적어도 1년에 한두 번은 정기검진을 하여 미리미리 필요한 예방 조치와 치료를 받아야 한다.

자연에 가까운 음식으로 영양소를 고루 섭취하라

● 과일과 녹황색 채소, 비타민 A · C · E

위암을 예방할 수 있는 음식이란 암의 발병을 억제해 주는 항암 효과가 어느 정도 확인된 음식을 말한다. 현재까지 알려진 것으로 녹황색 채소, 과일, 고단백식품, 비타민 A · C · E, 우유, 인삼, 된장 등이 있다. 특히 비타민 A · C · E는 실험 연구 결과에서도 분명한 항암 효과를 보인다. 비타민 C는 위 내에서 발암물질인 N-니트로소 화합물의 생성을 억제하는 효과가 확실하고 비타민 E는 대표적인 항산화제로 면역 기능을 유지해주고, 위 점막에서 발암물질의 작용을 억제하는 효과가 있다. 레티놀 같은 비타민 A도 연구 결과 항암 효과가 입증된 바 있다.

● 덜 정제하고 덜 가공한 식품

부드럽게 정제되어 미량영양소가 깎여나간 음식이 아닌 먹기에 다소 거친 음식이 건강에 좋다. 흔히 '5백(白) 식품'으로 불리는 대표적인 정제식품 흰 쌀, 흰 밀가루, 흰 설탕, 흰 조미료, 흰 소금을 밥상에서 퇴출시키고 현미와 잡곡, 통밀 등 식품의 미량영양소가 듬뿍 담긴 신선한 식품을 선택하여 채식 위주의 밥상을 차린다.

　채소도 지나치게 다듬기보다 뿌리와 줄기, 잎, 열매, 씨까지 함께 먹는 '일물전체식(一物全體食)'의 자연식으로 요리한다(『자연을 통째로 먹는 마크로비오틱 밥상』이와사키 유카 지음, 비타북스 참조). 더불어 인스턴트 가공식품이 아닌 김치, 된장, 고추장 같은 전통 발효식품을 즐겨 먹는다. 조리법은 튀기기보다는 끓이기, 끓이기보다는 굽기, 굽기보다는 찌는 것이 좋다. 또한 가급적 조미를 덜 하여 식품 본연의 맛과 향을 즐기는 것이 좋다.

식사 시간을 충분히 갖고 꼭꼭 씹어 먹어라

음식을 잘 씹지 않으면 위에 부담을 줄 뿐만 아니라 세균과 바이러스는 물론 충치까지 막아주는 침의 분비가 줄어든다. 부실한 씹기는 충치나 턱관절 장애 같은 질환을 초래하기도 한다. 식후 30분 이내에 눕거나 엎드려 자면 음식물의 이동 시간이 지연되고 가슴 통증이나 변비 등 소화기 질환을 유발한다. 앞에서도 언급했지만 식사를 할 때 소화가 안 된다고 물에 밥을 말아 훌훌 넘기는 것은 위장을 망치는 지름길이다. 치아의 씹는 기능이 소홀해질 뿐더러 위 속의 소화액이 물에 희석돼 위의 기능을 방해하기 때문이다.

 전문가들은 끼니마다 적어도 30분의 식사 시간을 가져야 한다고 권고한다. 한번 입에 넣은 음식은 최소 20회 이상 골고루 씹어주는 것이 좋다. 또한 입 안의 음식을 천천히 다 씹고 삼킨 다음 다른 음식을 먹는다. 올바른 식습관을 익히기 위해 노력한다.

스트레스 관리

순간순간 살아 있음의 기적, 살아가는 기쁨을 느끼자. 당연하다고 생각했던 것을 되돌아보자. 두 발로 걸을 수 있는 것, 손을 움직일 수 있는 것, 볼 수 있는 것, 말할 수 있는 것, 들을 수 있는 것 등 내게 지극히 당연하게 주어진 행복이 어떤 이에게는 간절한 소망일 수 있다. 사회적 성공을 위해 뒤로 미뤄두었던 것들을 돌아보라. 정상 정복을 위해 분초를 다투며 오른 산이 정녕 행복은 아닐 것이다.

긍정적으로 생각하라

흔히 사물을 바라보는 태도를 말할 때 등장하는 것이 반 잔의 물이다. 물이 '반이나' 남은 것을 기뻐하는 이가 있는가 하면 '반밖에' 남지 않았다며 낙담하는 사람이 있다. 똑같은 대상에서 누구는 희망을, 누구는 절망을 만들어내는 것이다. 반이나 남은 물에서 희망을 만들어내는 자세를 갖자.

격려를 하거나 격려를 받을 수 있는 사람은 긍정적인 마음을 간직한 사람이다. 나아가 대상을 예찬할 줄 아는 능력을 간직한 사람이다. 그들의 능력은 우리의 상상을 능가하는 것이다. 그들은 '때문에'의 수동적 논리보다 '불구하고'의 능동적 논리로 힘을 준다. 검은 먹구름 뒤에 반짝이는 은빛 햇살의 아름다움을 발견할 줄 아는 사람만이 격려의 씨앗을 틔우는 토양을 일굴 수 있다.

병은 우리 삶을 돌아보게 하고 개선시키기 위해 찾아온 손님이다. 적극적인 치료와 함께 이전의 잘못된 생활습관을 고치고 몸과 마음에 관심과 사랑을 주어 잘 대접하면 그 손님은 더 이상 머물 이유가 없으므로 떠나간다.

이해하고 용서하라

● 남을 이해하고 용서하기

화는 암에 대한 저항력을 떨어뜨린다. 우리 혈액 속에 있는 NK세포는 암세포를 죽일 수 있다. 하지만 만성적인 분노와 스트레스는 NK세포의 기능을 억제한다. 뜨거운 화를 푸는 것은 이해와 연민이다. 그 무엇이든 나를 화나게 했던 대상을 상대의 입장에서 이해하려 하고 마침내 용서하고 연민해야 한다. 명상의 힘을 가르치는 티벳의 승려 틱낫한의 말처럼 이해와 연민은 우리 안에서 매우 강력한 에너지를 만든다.

평소에 나에게 상처를 준 사람, 섭섭하게 했던 사람에게 이해와 사과의 편지를 띄워보자. '이제 당신을 이해한다, 당신을 이해하지 못했던 나를 용서해 달라'는 말을 하는 것은 그리 어려운 일이 아니다. 용서는 평화의 다른 이름이며 사랑으로 나아가는 아름다운 길이다.

● 나를 이해하고 용서하기

고 김수환 추기경은 『참으로 사람답게 살기 위해서』라는 책에서 "대체로 남을 용서해야 한다는 생각은 자주 갖는데 내가 용서받아야 한다는 생각은 별로 갖지 않습니다. 나는 별로 잘못한 것이 없다고 자부하기 때문입니다. 자신이 용서받아야 할 필요를 많이 느끼는 사람이 남을 용서할 줄도 아는 사람입니다"라고 말했다. 진정으로 나를 반추할 때 이해와 용서는 더욱 값진 의미로 다가올 것이다.

만일 사람을 용서하는 일이 바른 일이라면 당신 자신을 용서하는 것도 똑같이 옳은 일이다. 있는 그대로의 나를 바라보자. '너 자신을 알라'는 소크라테스의 말은 아마도 가장 많이 인용되었을 것이다. 그만큼 사람들이 자신을 제대로 이해하기란 지난한 일임을 반증한다. '되고 싶은 나'와 '타인의 눈에 비쳐진 나'와 '실제의 나'는 얼마나 일치하는가. 그 간극을 메우기 위해 얼마나 애써 왔는가. 혹시 '되고 싶은 나'와 '타인의 눈에 비쳐진 나'가 되기 위해 '실제의 나'를 부정하고 돌보지 않았던 것은 아닌지.

자신을 이해하고 사랑하게 되면 있는 그대로 받아들이게 된다. 이는 용서와 사랑 그 자체이기도 하다. 자신의 불만족스런 모습에 부정적인 시선을 던지기 전에 생각을 달리해보자. 사회적으로 고정된 시선을 통해 바라본 나는 결점 투성이일 수 있다. 그러나 모든 사람은 결점을 갖고 있다. 아름답고 건강하고 착한 것만 사랑한다면 이 세상은 냉혹해질 것이다. 알고 보면 이 세상에 존재하는 것들은 모두 상처와 흠집이 있는 것들이다. 한 인간의 불완전성은 상처에 기인하기도 하지만, 다른 측면의 완전성을 형성하기 위해 치른 대가일 수도 있다. 자신을 있는 그대로 바라보고 받아들이도록 하자.

　새롭게 자신의 지난 삶을 돌이켜 보는 시간을 통해 자기의 사고와 행동습관을 파악할 수 있다. 지극히 당연한 말 같지만 파악된 습관 중에서 좋은 습관은 앞으로도 계속 유지하고 나쁜 습관은 자신이 의도하는 방향으로 고쳐간다면 건강한 삶을 살아가는 데 도움이 될 것이다.

아이처럼 웃어라

● 웃음은 만병통치약이다

웃음은 심장박동수를 높여 혈액순환을 돕고 몸의 근육에 영향을 미친다. 15초간의 박장대소는 100m 전력질주와 맞먹는 효과를 갖고 한 번 크게 웃는 웃음은 윗몸일으키기 25번의 효과와 3분 동안 노를 젓는 효과를 낸다. 또한 폐의 구석구석까지 산소와 혈액이 공급되어 폐의 기능이 좋아진다. 3~4분의 웃음은 맥박을 배로 증가시키고 혈액에 더 많은 산소를 공급하며, 복식호흡이 되므로 '소화기 마사지 효과'를 볼 수 있고 변비 예방도 된다.

　거리낄 것 없다는 듯 호탕하게 웃으면 온몸의 신진대사가 활발해진다. 온몸의 긴장이 풀리고 엔돌핀이 증가하며 통증을 제거하는 호르몬이 왕성하게 나온다. 우리 몸은 스트레스에 노출될 경우

'코티졸'이라는 호르몬이 과다하게 분비돼서 면역력이 급격히 떨어지고 기억력의 저장창고라고 할 수 있는 머릿속 해마조직을 파괴해 기억력이 급격히 저하되며 결국 치매로 치닫게 될 수 있다. 반면 소리 내어 크게 웃으면 코티졸 분비를 억제해 노화를 막고 뇌졸중까지 예방된다고 한다.

웃음은 진통제이기도 하다. 박장대소하면 뇌하수체에서 엔돌핀이 분비되어 통증을 억제해주고 염증을 낫게 한다. 또 긴장이 풀어지며 혈압이 내려가고 혈액순환이 원활해져 심장마비 등 돌연사를 막을 수 있다.

웃음은 스트레스나 두려움, 분노 등을 완화시키는 데에도 도움을 준다. 때문에 오랫동안 질병에 시달린 환자가 갖기 쉬운 부정적인 생각을 줄이는 데 큰 효과를 발휘하는 것이다.

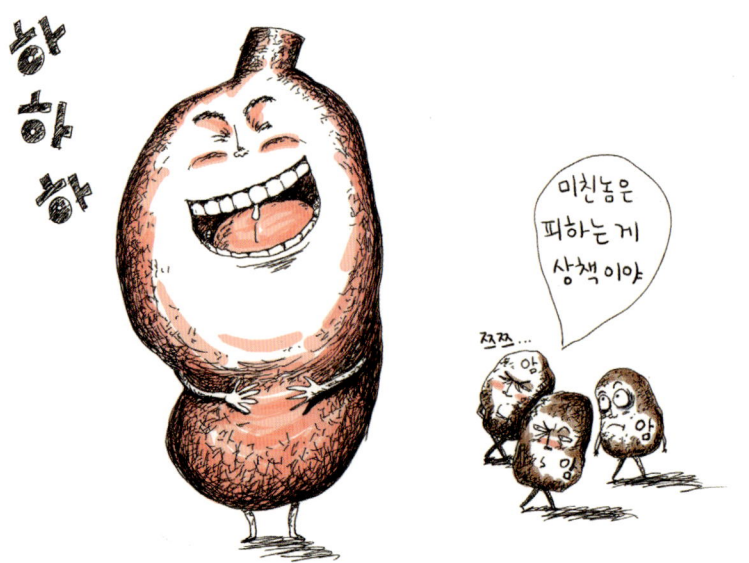

◉ 스마일 라인, 스마일 존을 만들자

생활 속에서 틈틈이 웃자. 매일 40분 이상 웃는 연습을 하는 것이 좋다. 작은 일상 속에서 유머와 감사를 발견하고 큰 소리로 웃어보는 것이다. 짜증나는 일과 사람에게서 긍정과 웃음의 조건을 발견하는 인식의 전환도 중요하다. 출퇴근길을 이용해서 차 안에서 웃음 연습을 해도 좋고, 집 안 곳곳에 스마일 라인, 스마일 존을 정해놓고 그곳을 지날 때마다 웃는 것도 좋은 방법이다. 평소 스마일 스티커를 준비해두었다가 화가 날 때 그것을 붙이면서 웃음을 유도한다.

연인처럼 사랑하라

사람은 사랑 없이 살 수 없다. 미국의 저명한 심장병 전문의 딘 오니시 박사는 20여 년에 걸친 연구를 통해, 관계의 친밀함과 사랑을 마음으로 느끼면 기분이 좋아지고 삶이 행복해질 뿐만 아니라 건강해진다는 것을 확인했다. 그는 또한 모든 사람들은 타인으로부터 사랑과 관심을 받아야 행복해진다고 생각하지만, 다른 사람들을 사랑하고 보살피는 것도 똑같이 긍정적인 효과가 있으며, 더욱이 남에게 베푸는 것이 자신의 건강에 더 이롭다는 사실을 강조한다. 이는 '테레사 효과'와도 일맥상통한다. 평생 빈민을 위해 봉사의 삶을 살았던 테레사 수녀가 가난한 삶 속에서도 건강하게 장수하며 산 것을 보라. 사랑의 가장 성숙하며 적극적인 표현인 나눔과 봉사는 몸과 마음, 영혼을 건강하게 한다. 나눔을 실천하는 봉사자의 침 속에는 면역 기능을 강화하는 물질이 보통 사람보다 50% 정도 더 많이 들어 있다는 연구 결과도 있다.

　자신을 사랑하는 사람이 진정으로 타인을 사랑할 수 있고, 사랑받아본 사람만이 타인에게 사랑을 줄 수 있다. 자신을 사랑하는 최고의 방법은 바로 건강을 지키는 것이다.

취미생활을 즐겨라

얼마 전 한 텔레비전 프로그램에서 일본 100세 이상 장수노인들의 건강 비결을 조사한 결과를 보았다. 그 첫째 비결이 운동이었고, 둘째는 저칼로리 식생활이었으며, 셋째가 평생 함께 할 수 있는 취미생활이었다. 100세가 넘은 노인이 무대에서 열정적으로 연극 연습

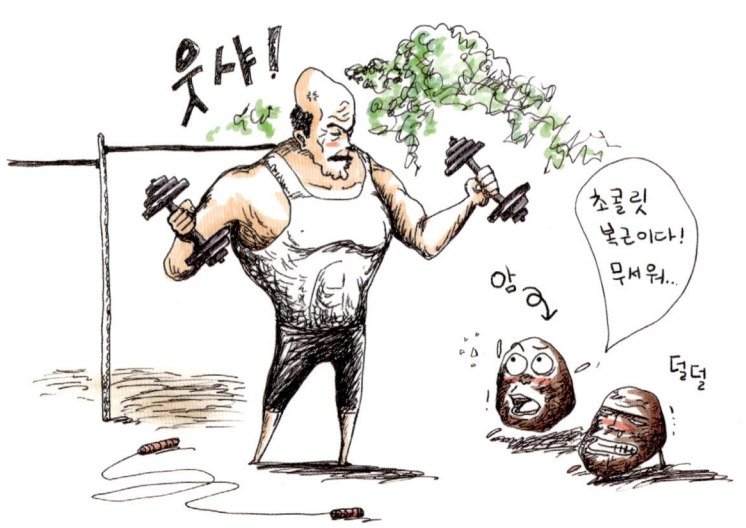

을 하는 모습이 인상적이었다. 힘든 기색 하나 없이 즐거운 표정은 감탄을 자아내게 했다. 이처럼 음악 감상, 그림 그리기, 도자기 공예 등 단순히 취미로만 취급했던 여가 활동의 치유 효과가 입증되고 있다. 취미는 심신을 이완시키고 즐거움을 불러일으킨다. 집중력을 길러주고 창조적 에너지를 발휘하게 해준다. 또한 같은 취미 생활을 즐기는 사람들과의 교류는 관계를 풍요롭게 하여 정서를 건강하게 해준다.

자연을 가까이 하라

늘 자연과 만나고 발밑에 땅을 느껴라. 자주 푸르름 가득한 숲을 거닐면서 삼림욕을 즐기자. 자연의 녹색 빛과 새들의 노랫소리, 계곡의 물소리, 꽃향기 등 숲은 오감을 일깨우고 자율신경 기능에 균형을 잡아준다. 특히 숲에는 식물들이 만들어내는 살균력을 함유한 물질 '피톤치드'가 풍부하다. 삼림욕을 통해 피톤치드를 마시면 스트레스가 해소되고 장과 심폐 기능이 강화되며 살균작용도 이루어진다. 계곡에는 몸의 자율신경을 진정시키는 음이온이 많다. 삼림욕 시기는 광합성이 활발한 초여름부터 가을까지가 알맞다. 삼나무, 편백나무 등의 침엽수림은 활엽수림보다 피톤치드의 함량이 높아 삼림욕을 하기에 좋다. 시간은 일사량이 많고 온도와 습도가 높은 오전 10시에서 낮 12시 또는 새벽 6시가 적합하다. 너무 이른 새벽에는 나무들이 밤새 뿜어낸 이산화탄소가 숲 바닥에 남아 있으므로 적당한 시간이 아니다.

적절한 운동

운동은 신체의 기능 회복, 혈액순환 개선, 산소 공급, 노폐물 배출, 스트레스 해소, 면역력 강화 등에 효과가 있다. 내게 맞는 것을 골라 '꾸준히 하는 것'이 중요하다. 가급적이면 매일, 적어도 일주일에 세 번 이상, 30분에서 1시간씩 가벼운 산책, 실내 자전거 등의 쉬운 운동을 꾸준히 실행하는 것이 효과적이다.

가벼운 운동을 생활화하라

◉ 내게 맞는 것을 골라 꾸준히 한다

위나 장의 운동을 활발하게 만들기 위해서는 규칙적인 운동이 필수적이다. 운동은 위와 장의 건강뿐만 아니라 전신의 건강을 위한 최상책이라고 할 수 있다. 운동은 신체의 기능 회복, 혈액순환 개선, 산소 공급, 노폐물 배출, 스트레스 해소, 면역력 강화 등의 직접적 효과가 있다. 운동은 내게 맞는 것을 골라 '꾸준히 하는 것'이 중요하다. 가급적이면 매일, 적어도 일주일에 세 번 이상, 30분에서 1시간씩 가벼운 산책, 실내 고정 자전거 등의 쉬운 운동을 꾸준히 실행하는 것이 효과적이다.

● 생활 속에서 틈틈이 걷자

도구도 필요 없고 아주 쉽게 할 수 있는 걷기는 장점이 많은 운동이다. 하루 종일 앉아서 일하는 사람들에게 기능성 위장 장애의 발생이 월등히 많다. 가급적 하루 1시간 이상을 걷기 운동에 쓰도록 하며 짬짬이 시간을 쪼개 운동을 하는 것이 좋다. 엘리베이터보다는 계단을 이용하고 자동차보다는 대중교통을 이용하며 목적지보다

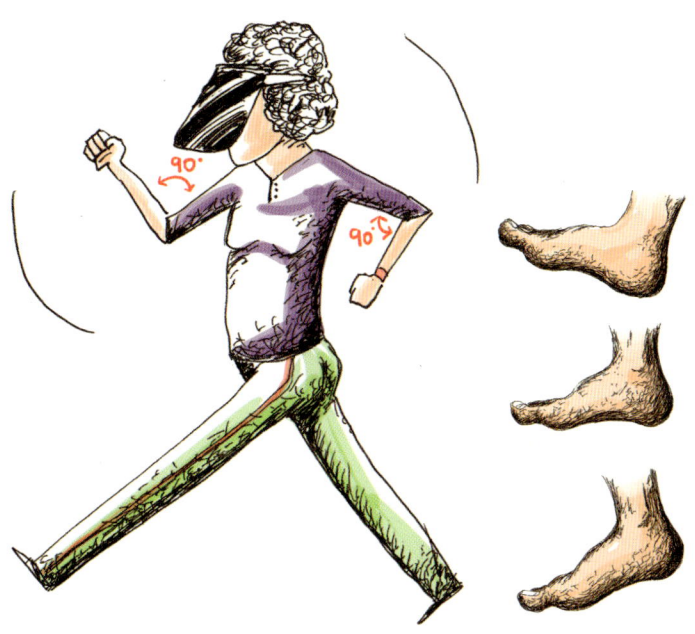

한두 정거장 먼저 내려서 걷는 것도 바쁜 시간을 쪼개 할 수 있는 틈새 운동법이다.

걸을 때는 운동 효과를 살려 걷는 것이 중요하다. 목을 앞으로 빼지 말고 바로 세우고, 턱은 살짝 당기며 어깨와 팔은 힘을 빼고 자연스럽게 내리며 시선은 10~15m 전방을 주시하고 발뒤꿈치와 발바닥, 발앞꿈치의 지면 착지 순서를 지키며 걷는다. 귀에서 시작되는 수직선이 전체적으로 무게중심과 허리, 다리를 지나 복사뼈 위로 이어지도록 한다.

모든 운동이 그렇지만 부담 없이 즐길 수 있는 걷기 운동은 자칫 지루해져 포기하기 쉽다. 습관화가 관건이다. 지루함을 극복하기 위해 늘 새로운 자기만의 걷기 노하우를 찾아라. 예를 들면 함께 걸을 수 있는 운동 친구를 만들고 다양한 코스를 개발하며 음악을 듣고 운동일지를 작성하는 것 등이다.

팔과 다리를 크고 빠르게 움직이며 걷는 '파워 워킹'은 달리기와 걷기의 중간 정도로 체력과 근력을 동시에 길러준다. 파워 워킹은 일반적인 걷기와 달리 발바닥 전체를 이용해 지면을 딛기 때문에 발등과 발목의 각도가 좁다. 두 발은 11자 모양을 유지하고 발바닥 전체를 이용해 힘차게 딛는다. 파워 워킹은 팔을 90°로 굽혀 앞뒤로 크게 흔들어 근육의 활용도를 98%까지 높인다. 시선은 15m 전방에 두고 다리를 최대한 곧게 펴서 성큼성큼 일반 걷기보다 큰 보폭으로 걷는다. 단, 파워 워킹은 관절에 무리를 줄 수도 있으므로 관절이 약한 사람은 피하는 것이 좋다. 운동 후에는 따뜻한 물로 깨끗이 발을 씻고 보습크림을 충분히 발라 건조해지지 않도록 하고 지압봉으로 발바닥을 고루 자극해 마사지를 한다.

명상

이완은 불안, 적개심, 우울, 고혈압 다스리기에 효과적이다. 특히 스트레스에 직접적인 영향을 받는 면역체계를 관리하고자 할 때 그 효과를 톡톡히 볼 수 있다. 우리가 생활에서 실천하기 쉬운 이완의 방법은 명상이다. 하루를 시작하는 아침이나 하루를 마무리 하는 저녁에 10분 정도 짬을 내어 명상을 해본다. 명상에는 종류가 많은데 그중 가장 보편적이고 중요한 호흡명상과 보행명상을 소개한다.

● 호흡명상

호흡명상은 복식호흡이 중심이다. 조용한 곳에서 가부좌를 하고 앉아 눈을 지그시 감는다. 아랫배에 있는 에너지를 단전(丹田, 배꼽 아래 3cm 정도)에 모아 집중하고 숨을 들이쉬어 아랫배가 불룩하게 부풀어 오르게 한다. 그다음 숨을 내쉴 때 배를 등에 붙인다는 생각으로 아랫배를 들이민다. 이렇게 천천히 호흡하며 매일 10분 정도 명상을 하면 차츰 머리가 맑아지고 마음이 편안해지는 것을 느낄 수 있을 것이다. 명상이 끝나면 스트레칭을 해서 몸을 풀어준다.

● 걷기명상

걷기를 하면서 명상과 복식호흡을 병행하는 걷기명상을 해보자. 생각을 가라앉히고 마음을 비우는 명상을 하면서 걸을 때는 복식호흡을 하도록 한다. 숨을 들이마시고 내쉴 때 호흡을 의식하면서 숨쉬기와 발걸음을 조화롭게 한다. 개인의 폐활량에 따라 다르나 예컨대 세 걸음 걸으면서 세 번 숨을 들이마시고 세 걸음 걸으면서 세 번 내쉰다. 시선은 발의 2m 전방 바닥에 둔다. 발을 보면서 걸으면 발의 움직임 때문에 마음을 집중할 수 없고 목과 어깨가 긴장되기 때문이다. 팔은 자연스럽게 앞뒤로 흔든다.

등산

등산이 심폐 기능을 강화할 뿐만 아니라 근력을 높이고 정신적 만족감을 주어 우울증 해소에 좋다는 연구 결과도 나와 있다. 산행 전 준비운동은 필수이다. 준비운동은 심장의 부담과 근육의 긴장을 풀어주고 산행 중 발생하는 부상을 예방할 수 있다. 가벼운 스트레칭으로 발목과 하체 부위를 특히 많이 풀어준다.

  본격적으로 산에 올라서는 처음 30분 정도는 천천히 걷다가 속도를 내 일정한 속도로 걷는다. 일반적으로 1시간에 3.6km 정도를 걸을 때 힘이 가장 적게 든다. 오르막길에서는 발끝부터 딛고 발바닥 전체를 땅에 밀착시킨다는 생각으로 걸어 몸에 와닿는 충격을 줄이도록 한다. 보폭을 줄이되 호흡과 속도는 일정한 리듬을 유지한다. 내리막길에서는 뒤꿈치가 먼저 지면에 닿도록 한다. 평소보다 무릎을 더 구부린다고 생각하면서 탄력 있게 걸어야 관절과 허리의 손상을 막을 수 있다.

부록

연세암병원 위암센터_ 5無 수술, 세계 정상 의료팀의 신기록 행진
연세암병원 위암센터_ 저자 및 베스트 위암팀 소개

5無 수술, 세계 정상 의료팀의 신기록 행진
연세암병원 위암센터

 고인 물은 썩지만 흐르는 물은 순간순간 맑아지며 더 큰 바다로 나아간다. 연세암병원 위암센터의 의료진은 고이지 않고 멈추지 않는 물처럼 항상 환자 중심의 사고로 앞서가며 놀라운 치료 성과를 보이고 있다. 위암 치료의 근간이 되는 이른바 '5無 수술'로 세계 최고 수준의 술기를 선보이며 신기록 행진을 이어가고 있는 것이다.
 5無 수술은 환자의 신체적·정신적 부담을 획기적으로 덜어주는 수술법이다. 수술 시간을 기존의 4시간대에서 2시간대로 단축해 출혈량이 적기 때문에 수술을 받는 환자의 95%가 수혈 없이 수술을 받는다. 마취제를 덜 사용하고 체액 증발과 스트레스를 예방해 전체적인 후유증이 감소한다. 연세암병원 위암센터의 위암 환자가 수술을 받은 다음 날 걸어 다니고 일주일 만에 퇴원하는 것도 모두 5無 수술이 이룬 쾌거다.

○ 1無 - 無 L튜브(콧줄)
 일명 '콧줄'이라고 불리는 L튜브(비위관)는 수술 부위의 분비액과 가스가 빠져나가도록 코로 삽입해 수술 부위까지 연결하는 관으로 환자들에게는 고통의 대상이다. L튜브를 낀 환자들은 구역질, 구토, 호흡 곤란 등을 호소한다. 연세암병원 위암센터 의료진은 L튜브 없는 수술을 시행함으로써 위장관 감압술 없이 위암 수술을 안전하게 시행하며, L튜브로 인한 환자의 합병증과 고통을 줄이고 있다.

● 2無 – 無 드레인(배액관)

　드레인(배액관)은 수술 부위에 염증이 생겼을 때 고름을 배출하기 위해 환자의 체내에 삽입하는 관이다. 예방적 목적으로 쓰이지만 드레인을 달면 허리 부위에 염증이 생기거나 짓무르기 쉽고 무엇보다 드레인을 제거할 때의 고통이 심하다. 연세암병원 위암센터에서는 수술 시 드레인을 사용하지 않아 환자의 통증을 덜었다. 이는 조직 손상을 최대한 줄이는 정교한 수술이 뒷받침되어야만 가능한 것이다.

● 3無 – 無 메스(칼)

　연세암병원 위암센터는 출혈 부위를 지혈하는 목적으로 쓰는 전기소작기로 위암 수술 전 과정을 진행하기 때문에 수술용 메스를 쓰지 않는다. 이로써 미세혈관이나 림프관 내 암세포의 복강 내 누출을 방지하고 복강 내 재발률을 낮추었다. 또한 의사가 보다 깨끗한 시야를 확보하여 수술의 효과를 높이고 수술 시간을 단축시키기 때문에 환자의 회복 속도가 빠르다.

● 4無 – 無 수혈

　수술용 메스를 이용해 절개창이 큰 위암 수술을 진행할 경우 보통은 수혈을 받아야만 정상 혈색소를 유지할 수 있다. 하지만 수혈은 환자의 면역력을 저하시킬 가능성이 있다. 특히 위암 환자의 경우 수술 전후 수혈을 받으면 면역 기능이 저하돼 암의 성장이 촉진될 수 있다는 보고가 많다. 저자가 위암 환자를 대상으로 수혈군과 비수혈군으로 나누어 추적 관찰한 결과, 비수혈군의 생존율이 수혈군에 비해 높았다. 이런 결과를 토대로 연세암병원 위암센터는 메스를 이용하지 않고 전기소작기를 이용하여 절개 부위를 곧바로 지혈하며 수술을 진행함으로써 출혈양을 줄이고 수혈에 따른 부작용을 미연에 방지하기 위해 노력하고 있다.

● 5無 – 無 큰 절개창

수술 부위 상처의 크기를 줄여 수술 후 통증을 줄이기 위해 최소한의 절개창으로 수술 시야 확보를 하면서 수술을 시행한다. 과거 위암 환자가 개복수술을 받을 때는 시야 확보 등의 이유로 큰 절개창을 냈으나, 저자는 약 15cm 정도의 절개창만으로도 시야 확보가 가능함을 확인하고 현재까지도 약 15cm 정도의 작은 절개창으로 개복수술을 진행하고 있다. 작은 절개창으로 수술함으로써 수술 후 발생할 수 있는 유착을 줄이고 통증을 완화해 조기 보행을 가능하게 한다.

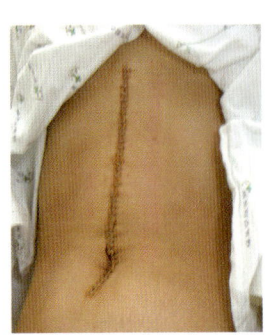

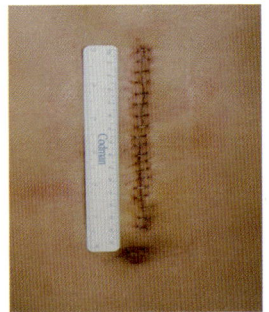

피부 절개창 축소
25cm → 15cm

저자 및 베스트 위암팀 소개

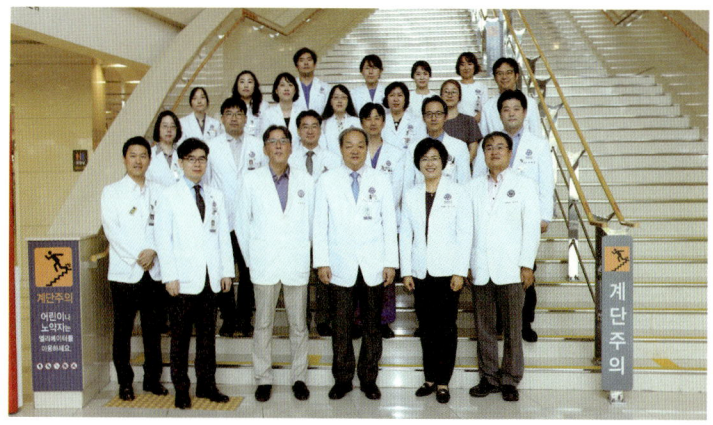

연세암병원 위암센터

모든 의료진이 유기적으로 연결돼 정확한 진단과 최적의 치료를 목표로 '환자 중심'의 전문적이고 체계적인 협동 의료서비스를 제공한다. 내시경실이 센터 내 위치해 환자의 편의와 진료의 효율성을 높였으며, 경험이 풍부한 내시경 전문의가 위암 진단의 필수인 위내시경 검사를 진행하며 조기 위암의 내시경 점막절제술과 암에 의한 폐색이나 출혈 시 보존적 내시경 치료를 시행한다.

위암 치료의 근간이 되는 수술 성적은 세계 정상 수준으로 림프절 전이 유무의 정확한 판단에 근거한 조기 위암 환자의 기능 보존 위절제술과 복강경 수술, 로봇 수술을 국내에서 가장 활발하게 시행하고 있다. 개복수술 시 15cm 최소한의 피부 절개로 체계적이고 광범위한 위절제술을 시행한다. 수술시 L튜브(비위관)와 드레인(배액관)을 삽입하지 않아 환자의 불편을 경감시키고 빠른 회복을 증진시킨다.

수술 후엔 재발 방지를 위한 항암화학요법뿐 아니라 전이가 있거나 재발한 환자에게 보존적 약물 치료를 적극적으로 시행하여 암 환자들의 삶의 질을 높이고 위암 치료의 새 지평을 열고 있다.

▶ 예약 안내

연세암병원 위암센터
전화 예약 1599-1004 | **코디네이터 상담** 02-2228-4068~9
주소 서울시 서대문구 연세로 50

| 저자 소개 |

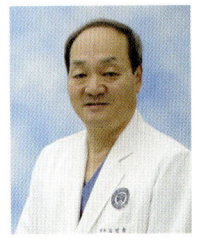

노성훈

1978년 연세대학교 의과대학을 졸업한 후 동 대학원에서 의학석사 학위, 고려대학교 대학원에서 의학박사 학위를 받았다. 1987년부터 30년 이상 위암 전문의로 활동하며 수술한 위암 환자는 9,600여 명이고 수술 사망률 0.3%, 합병증 발생률 10%, 5년 생존율 73%라는 놀라운 치료 성과를 기록하고 있다. 세브란스병원 최우수 임상 교수상, 연세대학교 의과대학 올해의 교수상, 서울시의사회 유한의학상, 바이엘 임상 의학상, 보원 학술상, 범석 의학상, 대한의사협회 의과학상 등을 수상했다. 대외활동으로 대한암학회 이사장, 대한암협회 집행이사, 대한소화기학회 평의원, 대한외과학회 평의원, 국제위암학회 이사, 대한임상종양학회 상임이사, 대한위암학회 회장, 제9회 국제위암학회 조직위원장 등을 역임했다. 현재 연세암병원 병원장으로 국내 암 치료 분야의 발전과 후학 양성에 힘쓰고 있다.

전문분야 위암
경력사항 연세대학교 의과대학 졸업, 연세대 세브란스병원 외과 전문의 수료, 미국 국립암연구소 연구원, 일본 가나자와대학교 방문교수, 고려대학교 의과대학 박사, 연세대 세브란스병원 외과 교수

연세암병원 위암센터

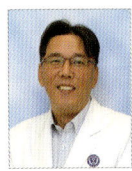

형우진
전문분야 위암 로봇·복강경 수술
경력사항 연세대학교 의과대학 졸업, 연세대 세브란스병원 외과 전문의 수료, 연세대학교 의과대학 석사, 고려대학교 의과대학 박사, 연세대 세브란스병원 외과 교수

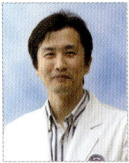

김형일
전문분야 위암, 위식도 역류, 위장관 질환, 로봇·복강경 수술
경력사항 연세대학교 의과대학 졸업, 연세대 세브란스병원 외과 전문의 수료, 연세대학교 의과대학 석사, 연세대 세브란스병원 외과 조교수

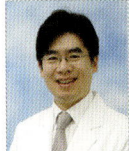

정재호
전문분야 위암, 대사·면역 인자 관리
경력사항 연세대학교 의과대학 졸업, 연세대 세브란스병원 외과 전문의 수료, 연세대학교 의과대학 박사, 미국 MD Anderson Cancer Center Post Doc 및 Odyssey Fellow, 연세대 세브란스병원 외과 부교수

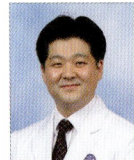

손태일
전문분야 위암, 로봇·복강경 수술
경력사항 연세대학교 의과대학 졸업, 연세대 세브란스병원 외과 전문의 수료, 연세대학교 의과대학 석사, 연세대학교 의과대학 박사과정, 을지대학교병원 외과 조교수, 연세대 세브란스병원 외과 조교수

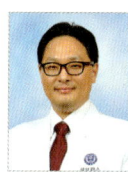
최윤영
전문분야 위암, 로봇 · 복강경 수술
경력사항 순천향대학교병원 외과 전문의 수료, 서울대학교 대학원 의과학과 생명정보학 교육센터 Visiting Scientist, 연세대 세브란스병원 외과 임상 조교수

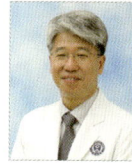
이용찬
전문분야 위암, 식도암, 내시경 치료
경력사항 연세대학교 의과대학 졸업, 연세대 세브란스병원 내과 전문의 수료, 연세대학교 의과대학 박사, 연세대 세브란스병원 소화기내과 교수

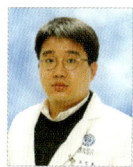
노건호
전문분야 위암
경력사항 연세대학교 의과대학 졸업, 연세대 세브란스병원 외과 전문의 수료, 연세대 세브란스병원 상부위장관외과 임상연구 조교수

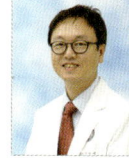
이상길
전문분야 위암, 식도암, 내시경 치료
경력사항 연세대학교 의과대학 졸업, 연세대 세브란스병원 내과 전문의 수료, 연세대학교 의과대학 박사, 미국 MD Anderson Cancer Center 연수, 연세대 세브란스병원 소화기내과 부교수

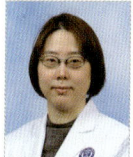
임승현
전문분야 위암
경력사항 연세대학교 의과대학 졸업, 연세대 세브란스병원 외과 전문의 수료, 연세대 세브란스병원 상부위장관외과 임상연구 조교수

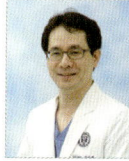
신성관
전문분야 위암, 식도암, 위장관 질환
경력사항 연세대학교 의과대학 졸업, 연세대 세브란스병원 내과 전문의 수료, 미국 Baylor University Medical Center 소화기암 연구소 연구원, 연세대 세브란스병원 소화기내과 조교수

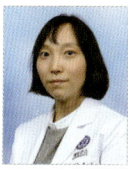
김유나
전문분야 위암
경력사항 국립경상대학교 의과대학 졸업, 연세대 세브란스병원 외과 전문의 수료, 연세대 세브란스병원 상부위장관외과 임상연구 조교수

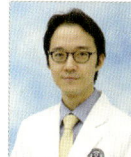
박준철
전문분야 위암, 식도암, 위장관 질환
경력사항 연세대학교 의과대학 졸업, 연세대 세브란스병원 내과 전문의 수료, 연세대학교 의과대학 석사, 연세대 세브란스병원 소화기내과 임상 조교수

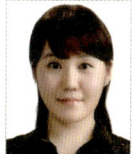
조민아
전문분야 위암
경력사항 이화여자대학교 의과대학 졸업, 연세대 세브란스병원 외과 전문의 수료, 연세대 세브란스병원 상부위장관외과 강사

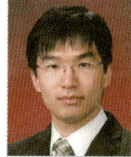
이용강
전문분야 위암, 식도암, 내시경 치료
경력사항 연세대학교 의과대학 졸업, 연세대 세브란스병원 내과 전문의 수료, 연세대 세브란스병원 소화기내과 임상연구 조교수

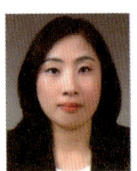
한규연
전문분야 위암, 식도암, 내시경 치료
경력사항 연세대학교 원주의과대학 졸업, 연세대 세브란스병원 내과 전문의 수료, 연세대학교 의과대학 석사, 연세대 세브란스병원 소화기내과 임상연구 조교수

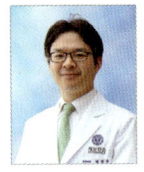
범승훈
전문분야 위암, 대장암, 췌담도암, 고형암 항암약물치료, 신약치료
경력사항 전남대학교 의과대학 졸업, 서울대학교병원 내과 전문의 수료, 서울대학교 병원 혈액종양내과 임상강사 수료, 서울대학교 의과대학 박사과정, 연세암병원 종양내과 임상 조교수

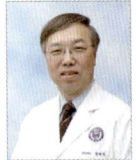
정현철
전문분야 항암약물치료, 신약치료
경력사항 연세대학교 의과대학 졸업, 연세대 세브란스병원 내과전문의 수료, 연세대학교 의과대학 박사, 연세암병원 종양내과 교수

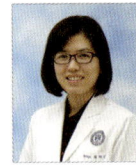
최혜진
전문분야 간암, 췌담도암, 신경내분비종양 항암약물치료, 신약치료
경력사항 연세대학교 의과대학 졸업, 연세대 세브란스병원 내과 전문의 수료, 연세대학교 의과대학 박사, 연세암병원 종양내과 조교수

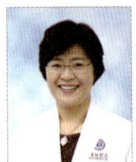
라선영
전문분야 위암, 신장암, 육종 항암약물치료, 신약임상연구 및 표적치료
경력사항 연세대학교 의과대학 졸업, 연세대 세브란스병원 내과 전문의 수료, 연세대학교 의과대학 박사, 미국 텍사스주립대학 암센터 전임의, 연세암병원 종양내과 교수

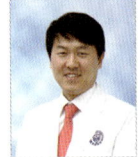
금웅섭
전문분야 위암, 직장암, 항문암, 소화기암, 비뇨기암, 전이성 척추암, 흑색종
경력사항 연세대학교 의과대학 졸업, 연세대 세브란스병원 전문의 수료, 연세대학교 의과대학 박사, 연세암병원 방사선종양학과 부교수

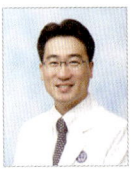
정민규
전문분야 위장관암, 피부암 항암약물치료, 신약치료
경력사항 연세대학교 생물학과 졸업, 연세대학교 의과대학 졸업, 연세대 세브란스병원 내과 전문의 수료, 연세대학교 의과대학 박사과정, 연세암병원 임상 조교수

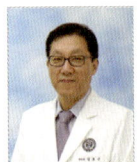
김호근
전문분야 소화기병리, 분자병리
경력사항 연세대학교 의과대학 졸업, 연세대 세브란스병원 병리과 전문의 수료, 연세대학교 의과대학 박사, 연세대 세브란스병원 병리과 교수

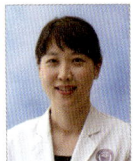
김효송
전문분야 위암, 육종, 희귀암 항암약물치료, 신약치료
경력사항 국립경상대학교 의과대학 졸업, 삼성서울병원내과 전문의 수료, 삼성서울병원 혈액종양내과 임상강사 수료, 성균관대학교 의과대학 박사, 연세암병원 종양내과 임상 조교수

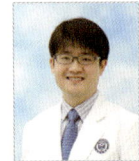
김현기
전문분야 위장관병리, 분자병리
경력사항 연세대학교 의과대학 졸업, 연세대 세브란스병원 병리과 전문의 수료, 연세대학교 의과대학 박사, 연세대 세브란스병원 병리과 조교수

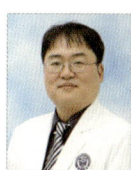
임준석
전문분야 복부영상의학, 소화기계 질환 및 종양 진단
경력사항 연세대학교 의과대학 졸업, 연세대 세브란스병원 영상의학과 전문의 수료, 연세대학교 의과대학 박사, 연세대 세브란스병원 영상의학과 교수

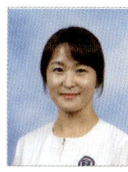
함동희
전문분야 코디네이터
경력사항 관동대학교 간호대학 졸업, 연세대학교 간호대학원 종양간호 석사

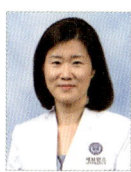
윤미진
전문분야 종양핵의학, 심장핵의학
경력사항 연세대학교 의과대학 졸업, Mount Sinai Hospital Research fellow, Hospital of Upenn Resident, 고려대학교 의과대학 박사, 연세대 세브란스병원 핵의학과 교수

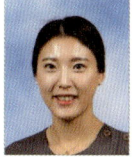
신선영
전문분야 외과 임상전담 간호사
경력사항 동국대학교 간호학과 졸업

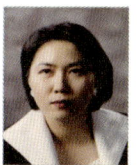
이정민
전문분야 임상영양사
경력사항 중앙대학교 가정대학 졸업, 연세대학교 보건대학원 석사

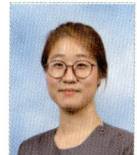
추성혜
전문분야 소화기내과 임상전담 간호사
경력사항 연세대학교 간호대학 졸업

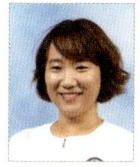
전병희
전문분야 코디네이터
경력사항 단국대학교 간호대학 졸업, 연세대학교 간호대학원 임상전문간호 석사

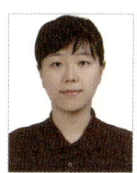
윤민아
전문분야 외과 임상전담 간호사
경력사항 동국대학교 간호대학 졸업, 연세대학교 간호대학원 임상전문간호 석사

위암 완치 설명서

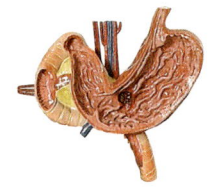